JN093219

何でも調べればわかる今、レジデントノートがめざすもの

創刊 22 年目となったレジデントノート。
皆さまの声を聞きながら、
「研修医が現場で困っていること」や「意外と教わらないこと」、
「研修中に必ず身につけたいこと」を取り上げます。

そして、研修医に必要なことをしっかり押さえた、
具体的でわかりやすい解説を大切にします。

救急外来や病棟はもちろん、新しい科をローテートするとき、
あるテーマについて一通り勉強したいときも
ぜひ本誌をご活用ください。

私たちはこれからも読者の皆さまと
ともに歩んでいきます。

研修医を応援する単行本も続々発刊！

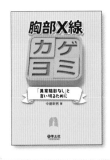
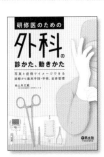
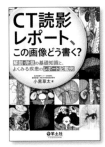
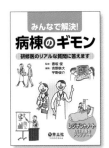
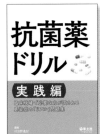

羊土社

神戸徳洲会病院

神戸市垂水区は六甲山を背に明石海峡大橋など美しい海が見えるとても魅力的な街です。
出生率が高く若い人が住みたい人気エリアとなっています。
今回、ＪＲ垂水駅前再開発に合わせ当院も徒歩数分の好立地への移転が決まりました。
市民が安心、安全に暮らせる社会の一翼を担う理想の病院作りに一から参加していただける方をお待ちいたします。

募集診療科は特に総合内科、消化器外科、小児科、産婦人科を歓迎いたします。
その他の診療科もお気軽にお問い合わせ下さい。

あなたの理想を聞かせてください

Ideal Hospital Project

ご応募お問い合わせ先　徳洲会本部医師人事室　梅垣(うめがき)　TEL 06-6346-2888

 doctor-west@tokushukai.jp

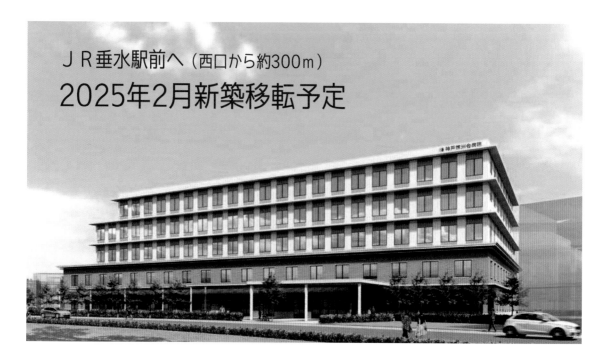

ＪＲ垂水駅前へ（西口から約300ｍ）
2025年2月新築移転予定

レジデントノート

contents

2020 **6**
Vol.22-No.4

特集

コンサルトドリル

身近な症例から学ぶ、
情報の的確な集め方・伝え方

編集／宗像源之, 山中克郎
(福島県立医科大学会津医療センター 総合内科学講座)

特集にあたって Consultation 7 Rules	宗像源之	638

総論：コンサルテーション　基本のき

コンサルテーションの心得	山中克郎	642

各論：コンサルテーションの実際と指導医が教えてほしいこと

一過性意識消失発作のコンサルテーション	宗像源之	646
しびれのコンサルテーション	宗像源之	655
めまいのコンサルテーション	宗像源之	663
頭痛のコンサルテーション	矢野徹宏	671
急性腹症のコンサルテーション	佐竹秀一	681
創傷のコンサルテーション	佐竹秀一	689
運動器の痛みのコンサルテーション	林　聖也	694
小児のけいれんのコンサルテーション	継　仁, 小松﨑英樹	702
精神症状のコンサルテーション「精神疾患かな？」と思ったら	小野正博	711
法律的にはどうしたらいいのか？① 未成年の妊娠	宗像　雄	719
法律的にはどうしたらいいのか？② 違法薬物使用	宗像　雄	724

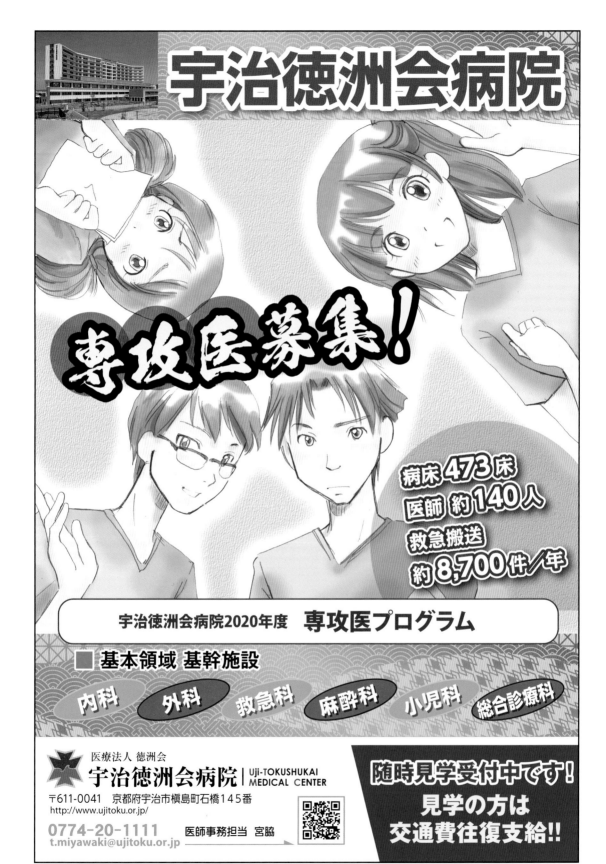

連載

レジデントノート
contents
2020 **6**
Vol.22-No.4

実践！ 画像診断 Q&A—このサインを見落とすな
- ▶ 腹痛と嘔吐を主訴に受診した80歳代女性 ……………………… 山内哲司 629
- ▶ 慢性咳嗽と発熱を主訴に受診した50歳代女性 …………… 川述剛士，山口哲生 631

CT読影レポート、この画像どう書く？
- ▶ 第4回 放射線科で必ず行う静脈路確保の手順とコツ ……………… 小黒草太 731

なるほどわかった！ 日常診療のズバリ基本講座
- ▶ シリーズ：Noグラム染色，No感染症診療
  ～グラム染色像からの菌の同定と適切な抗菌薬の決め方
  第2回 見分けた菌からの抗菌薬の決め方 ………………………… 林 俊誠 738
- ▶ シリーズ：世界に目を向けた熱中症対策
  ～2020年の夏をめざして，春からはじまる集中連載
  第2回 日本と海外，それぞれの熱中症への対応 ………………… 神田 潤 744

臨床検査専門医がコッソリ教える…検査のTips！
- ▶ 第39回 TRAbとTSAb，どうやって使い分けるの！？ ………… 高木潤子 750

症例から深めるBasic Lab（基本検査所見）
- ▶ 第3回 子宮筋腫のある40歳代女性が重度の貧血にて
  産婦人科から紹介となった（その3） ………………… 下谷陽子 752

画像診断ワンポイントレッスン Part3 新連載
- ▶ 第1回 エコー検査のキホンをおさえてスキルアップ！
  ～明日から貴方もエキスパート～ ……………… 扇 和之，黒崎貴久 761

よく使う日常治療薬の正しい使い方
- ▶ 睡眠薬の正しい使い方 ……………………………………………… 小鳥居望 773

こんなにも面白い医学の世界 からだのトリビア教えます
- ▶ 第69回 テレビゲームで鏡視下手術が上達するのか？ …………… 中尾篤典 779

現役のメンターがやさしく教えるアカデミア～みんなで学問する～
- ▶ 第5回 論文の読み方 ……………………………………………… 一二三亨 780

救急診療・研修生活のお悩み相談室
Dr.志賀と3人の若手医師；カルテットがサポートします！
- ▶ 第7回 急性アルコール中毒の患者さんが来るといらいらして優しくできません！
  ………………… 千葉拓世 786

Step Beyond Resident
- ▶ 第199回 神様，仏様，MRI様から脱却する めまいPart2
  ～HINTS＋をマスターせよ～ ……………………………… 林 寛之 789

エッセイ 対岸の火事、他山の石
- ▶ 第225回 医学論文作成の手ほどき ……………………………… 中島伸 799

バックナンバー/806 増刊号/808 次号予告/809 奥付/810 広告インデックス/後付 表紙立体イラストレーション/野崎一人

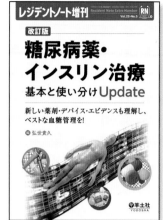

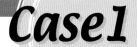

実践！画像診断 Q&A - このサインを見落とすな

腹痛と嘔吐を主訴に受診した80歳代女性

Case1

［救急画像編］

WEBで読める！

（出題・解説）山内哲司

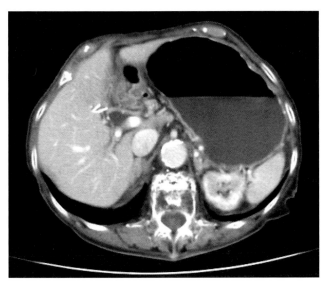

図1　腹部造影CT（肝臓レベル）

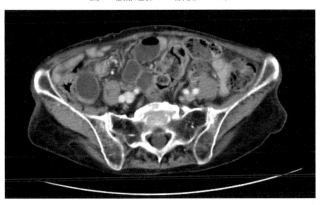

図2　腹部造影CT（骨盤上部レベル）

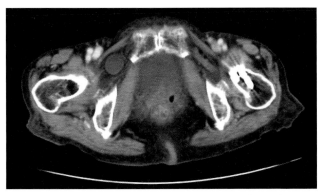

図3　腹部造影CT（骨盤下部レベル）

病歴	症例：80歳代女性． 病歴：強い腹痛とくり返す嘔吐のため受診． 既往歴：左大腿骨頸部骨折（手術後）． 身体所見：腹部に持続する圧痛あり，腹部聴診上，腸蠕動音はやや亢進しており，金属音も認める．

問題	Q1：造影CT（図1〜3）の所見は？ Q2：診断は？

Satoshi Yamauchi
（奈良県立医科大学 放射線科・総合画像診断センター）

web上にて本症例の全スライスが閲覧可能です．

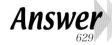

Answer

629

ある1年目の研修医の診断

症状や、胃や小腸にニボーがあることから腸閉塞なんだと思います．原因ははっきりしませんが．

解答 右閉鎖孔ヘルニア嵌頓による小腸閉塞

A1：右閉鎖孔に嵌頓する小腸が確認でき，その壁は造影効果が低下しているように見える（図3▶）．これを起点として，胃から小腸にかけて内腔に液体貯留が目立ち拡張している（図1＊，図2＊）．

A2：右閉鎖孔ヘルニア嵌頓による小腸閉塞

解説

国家試験でもしばしば出題される疾患で，キーとなるスライスを提示する本企画ではやさしい症例だったと思われる．しかし実際には頻度はそれほど多くなく，「原因不明の腸閉塞」として処理されることが少なくない．

閉鎖孔ヘルニアは，閉鎖孔の外閉鎖筋と恥骨筋の間に小腸（稀に大腸）が嵌入し腸閉塞を生じる外ヘルニアで，痩せ型の高齢女性，特に経産婦に多い．体表からは触れにくい．鼠径ヘルニアと比べてヘルニア門が小さいため，腸管の一部のみが嵌入するRichter型ヘルニアになりやすく，同時に壁の虚血も生じやすい．また閉鎖孔には閉鎖神経が存在し，嵌入した腸管によって神経圧迫が生じ，必発ではないが大腿から膝にかけての疼痛の訴えを伴うことがある．実際に整形外科を受診することもあるため注意が必要である．

臨床的に何らかの腸閉塞が疑われた場合，CTが施行されることが多い．拡張した消化管を見て「腸閉塞かな」と漫然と考えていると，原因であるヘルニアが存在している尾側の骨盤腔外には注意が及びにくい．さらに拡張腸管の壁は造影効果が保たれていることや，それほど腹水が目立たない症例が多いことから，絶飲食など保存的加療を選択しがちである．しかし本疾患の治療は基本的に手術によるヘルニア門の閉鎖，腸管壊死がある場合には小腸切除も必要となるため，普段から拡張した消化管を見たら，必ず連続性を追跡して，その原因を詳しく検索することが大切である．

なお，本症例はあえて患側とは反対側に大腿骨の手術歴がある症例を提示したが，この疾患の患者はしばしば大腿骨頭置換術や人工股関節置換術後で，CTで閉鎖孔あたりに非常に強い金属アーチファクトを伴っていることがある．そのような場合にも「諦めず」原因を検索する必要があるため，とにかく拡張腸管を追跡する癖をつけていただきたい．

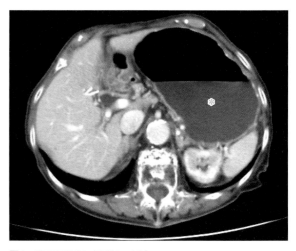

図1 腹部造影CT（肝臓レベル）
胃が拡張し，内腔には液面形成も認められる（＊）．

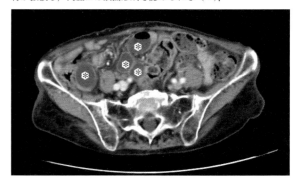

図2 腹部造影CT（骨盤上部レベル）
骨盤内を中心に拡張した小腸が認められる（＊）．

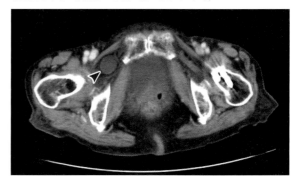

図3 腹部造影CT（骨盤下部レベル）
右閉鎖孔内に，壁の造影効果が低下した小腸の嵌頓像が確認される（▶）．

本コーナーのオンライン版では画像を拡大してご覧いただけます：www.yodosha.co.jp/rnote/gazou_qa/index.html

慢性咳嗽と発熱を主訴に受診した50歳代女性

（出題・解説）川述剛士，山口哲生

WEBで読める！

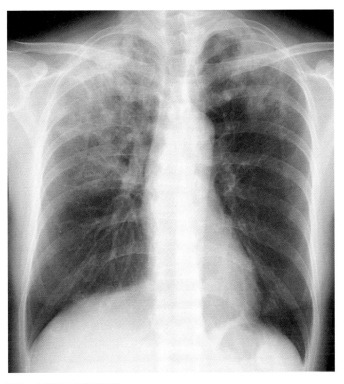

図1　来院時の胸部X線像

病歴

症例：50歳代女性

既往歴：なし．**生活歴**：喫煙なし，機会飲酒．**家族歴**：なし．**常用薬**：なし．

現病歴：6カ月前頃から軽度の咳を自覚し，4カ月前から徐々に増悪していた．1週間前より38℃台の発熱を認めるようになり近医受診し，胸部X線異常を指摘され当院に紹介受診となった．

身体所見：意識清明，体温37.9℃，脈拍77回/分・整，血圧116/66 mmHg，呼吸数20回/分，SpO2 97％（室内気）．皮疹なし，肺雑音なし，心雑音なし．

血液検査：WBC 10,300 /μL（Neut 51.9％，Lymp 10.9％，Mono 2.1％，Eos 33.7％），Hb 13.6 g/dL，Plt 47.5万/μL，TP 7.7 g/dL，Alb 3.6 g/dL，BUN 15.4 mg/dL，Cr 0.63 mg/dL，AST 22 IU/L，ALT 17 IU/L，LDH 221 IU/L，CRP 5.02 mg/dL，抗核抗体40倍（Homo，Speckled），PR3-ANCA＜1.0 U/mL，MPO-ANCA＜1.0 U/mL．

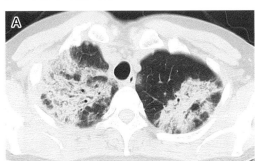

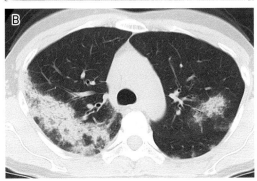

図2　来院時の胸部CT像
AはBより頭側．

問題

Q1：胸部X線像（図1），胸部CT像（図2）の所見と，臨床情報を踏まえての鑑別診断は？

Q2：診断のために行う検査は？

Takeshi Kawanobe[1]，Tetsuo Yamaguchi[2]（1 JR東京総合病院 呼吸器内科，2 新宿つるかめクリニック）

Answer

慢性好酸球性肺炎（chronic eosinophilic pneumonia：CEP）

解答

A1：胸部X線（図1）では，両側上肺野（右は中肺野も）にair bronchogramを伴う浸潤影を認める．上肺野優位の分布から肺結核も鑑別にはなるが，散布影はなく可能性は低い．やや非典型的な陰影分布ではあるが，定型・非定型肺炎も鑑別になる．胸部CT（図2）では，両肺野末梢優位に斑状に分布する浸潤影を認め，非区域性の分布（➡）を示していることから，非感染性の病態がより考えやすい．末梢血好酸球増加と，他臓器の障害がないことから，慢性好酸球性肺炎を第一に考える．

A2：気管支鏡検査を行い，気管支肺胞洗浄液（BALF）中の好酸球分画を確認する．

解説　好酸球性肺疾患とは，肺組織に多量の好酸球浸潤を認める疾患の総称である．寄生虫，薬剤，真菌などが原因となる場合があるが，それ以外の特発性のものは① 単純性肺好酸球増多症（Löffler症候群），② 急性好酸球性肺炎（acute eosinophilic pneumonia：AEP），③ 慢性好酸球性肺炎（CEP），④ 好酸球増多症候群（hypereosinophilic syndrome：HES），⑤ 好酸球性多発血管炎性肉芽腫症（eosinophilic granulomatosis with polyangiitis：EGPA）に分類される．本症例は，気管支鏡検査でBALFの細胞数230×10⁴個/mL，細胞分画で好酸球95.5％と上昇を認め，好酸球性肺疾患として合致する結果であった．症状出現から6カ月と慢性経過であり，寄生虫，薬剤，真菌など特定の原因を認めないことと，HESやEGPAに分類されるような他臓器の病変がないことから，CEPと考えられた．

　CEPは特発性好酸球性肺疾患のなかでは最も頻度が高い．主な症状は乾性咳嗽や息切れで，発熱や体重減少を伴うこともあるが，重症の呼吸不全を呈することは稀である[1]．約50％の症例で喘息の既往があるとされるが，本症例では認められていない[2]．CEPの画像所見は，典型的には両側または片側性に上肺野の末梢優位な陰影分布を示すことが特徴である．胸部X線では"photographic negative of pulmonary edema pattern（逆肺水腫の像）"と呼ばれる末梢優位の非区域性浸潤影が特徴的とされ，本症例の左肺の所見（図1➡）はそれに合致するが，これはCEPで必ず認める所見ではなく約40％でしか認めないとの報告もある．胸部CTでは，末梢肺野優位に斑状に分布する浸潤影・スリガラス影が特徴的で，両側性にみられることが多く，時にcrazy-paving appearanceやreversed halo signを認める場合もある．また陰影の経過が長い場合は，吸収過程を反映して胸膜に平行な線状影，板状影を認める場合もある．これら画像所見は器質化肺炎（OP）と類似しており，喘息の既往や末梢血好酸球数，BALFの好酸球分画などの臨床情報により鑑別をする必要がある．また肺炎球菌やレジオネラなどの重症肺炎との鑑別も問題となるが，CEPの方がより非区域性の分布が強いことを手掛かりに鑑別する[2,3]．

　無治療で軽快するCEPは10％未満と稀であり，基本的には全身性ステロイドによる治療を行う．プレドニゾロン（PSL）0.5 mg/kgまたは30 mg前後で開始し，多くの場合は2週間以内に画像と症状の著明な改善を認める．ステロイド治療の効果が乏しい場合は，診断が異なる可能性を考慮する．またステロイドは長期投与が必要であり，減量中に約半数の症例で再発する点には注意すべきである．本症例では，PSL 0.5 mg/kgで治療開始し，約2週後の胸部X線で陰影はほぼ消退した．約4カ月でPSL 5 mgまで減量したが，再燃なく経過している．

　本症例は，CEPとして比較的典型的な一例である．上肺野優位の浸潤影・スリガラス影をみた場合は，CEPの可能性も念頭において鑑別を進めていくとよい．

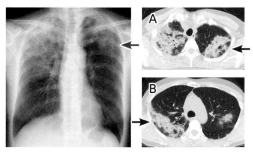

図1　来院時の胸部X線像

図2　来院時の胸部CT像
AはBより頭側．

文　献

1) Suzuki Y & Suda T：Eosinophilic pneumonia: A review of the previous literature, causes, diagnosis, and management. Allergol Int, 68：413-419, 2019（PMID：31253537）
2) 「肺HRCT 原書4版」（Webb WR, 他/著，蝶名林直彦/監修，西村直樹，松迫正樹/監訳），p386-395，丸善出版，2010
3) 「胸部のCT 第3版」（村田喜代史，他/編），pp486-492，メディカル・サイエンス・インターナショナル，2011

本コーナーのオンライン版では画像を拡大してご覧いただけます：www.yodosha.co.jp/rnote/gazou_qa/index.html

CASIO

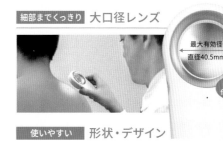

D'z IMAGE

皮膚の観察を、はやく、簡単に、精細に

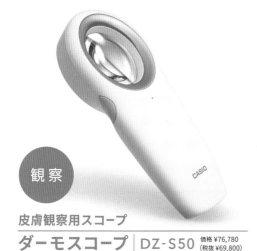

観察

皮膚観察用スコープ
ダーモスコープ｜DZ-S50

価格 ¥76,780
(税抜 ¥69,800)

● 一般医療機器（クラスⅠ）特定保守管理医療機器 医療機器届出番号：06B2X10006000002

細部までくっきり 大口径レンズ

最大有効径
直径40.5mm

レンズ倍率6倍

使いやすい 形状・デザイン

ワンタッチで 偏光/非偏光切り替え

偏光は皮膚内面の色素分布、非偏光は皮膚表面の状態を観察するのに適しています。

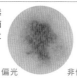

偏光

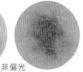

非偏光

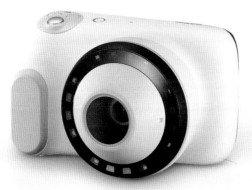

記録

優秀賞

iF DESIGN AWARD 2020

皮膚観察/撮影用デジタルカメラ
ダーモカメラ｜DZ-D100

価格 ¥218,900
(税抜 ¥199,000)

● 一般医療機器（クラスⅠ）特定保守管理医療機器 医療機器届出番号：06B2X10006000001

1台2役 通常撮影＆接写撮影

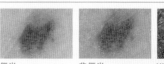

通常撮影

接写撮影

ワンシャッターで 偏光/非偏光/UV撮影

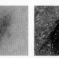

偏光　　　　　　非偏光　　　　　　UV

病変サイズを測る

スケール表示
接写した画像にスケール（目盛り）を表示。

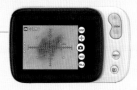

カシオ計算機株式会社
151-8543 東京都渋谷区本町1-6-2

機能・操作・購入先等のご相談
03-5334-4613
(受付時間) 月曜日〜金曜日
AM9:00〜PM5:00（土・日・祝日・弊社指定休業日は除く）

製品の詳細およびご購入はこちら
https://dz-image-store.casio.jp/

ダーモカメラ [検索]

633

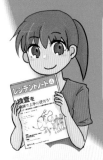
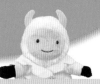
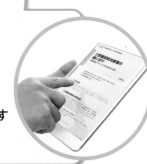

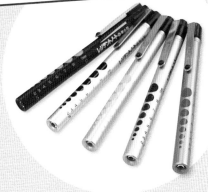
新刊・近刊のご案内

月刊 "実践ですぐに使える"と大好評!

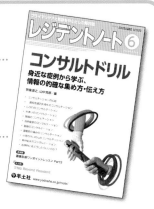

7月号
(Vol.22-No.6)

中心静脈カテーテル留置・管理のコツ (仮題)

編集／野村岳志, 佐藤暢夫

8月号
(Vol.22-No.7)

医学情報の選び方 誌上トレーニング (仮題)

編集／舩越 拓

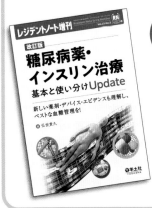

増刊 1つのテーマをより広く, より深く, もちろんわかりやすく!

Vol.22-No.5
(2020年6月発行)

改訂版 糖尿病薬・インスリン治療
基本と使い分け Update

→p.628もご覧ください!

編集／弘世貴久

Vol.22-No.8
(2020年8月発行)

日常診療の新常識 (仮題)
診断・薬・治療などの情報をアップデートしよう

編集／仲里信彦

以下続刊…

随時受付!
右記からお申込み
いただけます

● お近くの書店で ➡ レジデントノート取扱書店 (小社ホームページをご覧ください)

● ホームページから ➡ www.yodosha.co.jp/

● 小社へ直接お申込み ➡ TEL 03-5282-1211 (営業)　　FAX 03-5282-1212

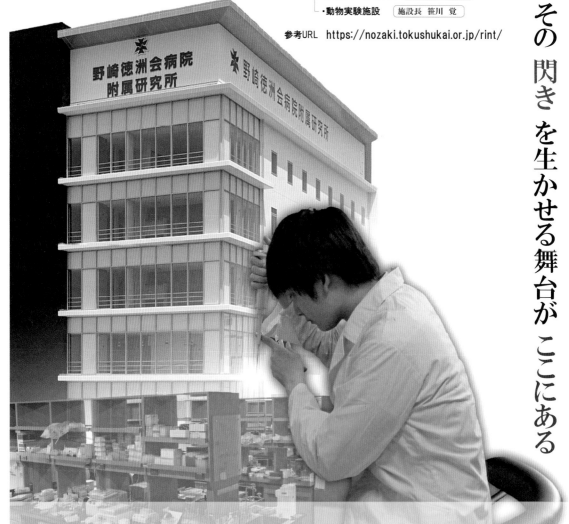
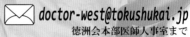

コンサルトドリル

身近な症例から学ぶ、情報の的確な集め方・伝え方

▏ 特集にあたって Consultation 7 Rules ……………………… 638

総論：コンサルテーション　基本のき
▏ コンサルテーションの心得 ………………………………… 642

各論：コンサルテーションの実際と指導医が教えてほしいこと
▏ 一過性意識消失発作のコンサルテーション ……………… 646

▏ しびれのコンサルテーション …………………………… 655

▏ めまいのコンサルテーション …………………………… 663

▏ 頭痛のコンサルテーション ……………………………… 671

▏ 急性腹症のコンサルテーション ………………………… 681

▏ 創傷のコンサルテーション ……………………………… 689

▏ 運動器の痛みのコンサルテーション …………………… 694

▏ 小児のけいれんのコンサルテーション ………………… 702

▏ 精神症状のコンサルテーション
「精神疾患かな？」と思ったら …………………………… 711

▏ 法律的にはどうしたらいいのか？
① 未成年の妊娠 …………………………………………… 719

▏ 法律的にはどうしたらいいのか？
② 違法薬物使用 …………………………………………… 724

特集にあたって
Consultation 7 Rules

宗像源之

診療に不可欠なコンサルテーション

　私は自治医科大学を卒業して3年目から内科医2人・外科医1人の僻地の病院に赴任になりました．知識も技術もない私を多くの患者さんや病院スタッフの皆さんが支えてくださいました．なかでも先輩／後輩医師・他院の先生方にはコンサルテーションでたいへんお世話になりました．その当時はコンサルテーションなしでは，診療にならなかったと思います．

　もちろん経験を積んだ今でもコンサルテーションなしでは診療になりません．総合内科医としては自分の守備範囲を広げるために研鑽が必要ですが，患者さんを第一に考えてコンサルテーションのタイミングを逸してはいけません．

　こんな私が今もコンサルテーションの際に自分に課しているルールをあげてみます（表）．

1 Rule A：All for the Patient

　当たり前のことですが，**コンサルテーションは患者さん第一主義でなくてはなりません！**
「○○科の上級医は怖いから」・「怒られるから」・「夜だから」・「休みだから」…それって誰のためですか？　自分のためではないですか？

　「患者さんはもう高齢だから」・「患者さんが拒否しているから」・「ご家族の希望だから」…それって本当に患者さんのためなのでしょうか？

　チーム医療で上級医と一緒に担当しているとはいえ，主治医はあなたです！　主治医として患者さんのことを第一に考えて，行動してください．

　ただし研修医の皆さん，「自分がするよりもっと手技のうまい上級医にしてもらった方が…」という逃げの考え方はダメです．逃げ癖は一生ついて回ります．上級医の指導のもと，積極的に自分でやってみましょう！

表 Consultation 7 Rules		
A	All for the Patient	すべては患者さんのために
B	Brief Summary	簡潔に要約して伝える
C	Clinical Problem	臨床上の問題点を適切に伝える
D	Decision/Diagnosis	決断／診断する
E	Explanation	十分に説明する
F	Feed Back	自分にフィードバックする
G	Gratitude	感謝する

2 Rule B：Brief Summary

プレゼンテーションは，患者さんの全体像が掴めるように簡潔に行いましょう！

できる研修医ほどプレゼンテーションの際に情報を盛り込み過ぎます．時間のない上級医への口頭や電話でのコンサルテーション・夜間や休日のコンサルテーションでは，簡潔に全体像がわかるようにプレゼンテーションしなくてはなりません．

またコンサルテーションの目的をはっきりさせることも重要です．文章（紹介状）でのコンサルテーションも同様です．冗長で結論のわからない紹介状もよく見かけます．

① 患者背景：主な既往・年齢・性別…
② 主訴
③ 現時点での診断・問題点
④ コンサルテーションの目的

例をあげてみます．

心房細動のため近医通院中の60歳男性．
吐血を主訴に当院救急外来受診．
上部消化管出血と思われます．抗凝固薬を内服しています．
緊急内視鏡検査が必要と考えます．

さらに，プレゼンテーション後に上級医の質問に答えられるよう準備しておきましょう．一気に知っている情報すべてを盛り込まないように，必要な情報を適切なタイミングで伝えましょう．そのコツは各論で！

3 Rule C：Clinical problem

臨床的に問題となる事項を適切に伝えましょう！

疾患以外に臨床的にコンサルテーション後の検査や治療に影響すると思われる問題点を忘れずに伝えます．特に重要なのが以下の4点です．

① バイタルサインの異常：Vital signs
② 重篤なアレルギーの既往：Allergy
③ 腎機能障害：Kidney injury
④ 抗血栓薬内服の有無：Anticoagulant/Antiplatelet

頭文字をとってVAKAと覚えます．もちろんこれ以外にも大事なことはたくさんありますが，最低でもこれくらいはチェックしましょう．

4 Rule D：Decision/Diagnosis

その時点での自分の診断・治療方針を考えましょう！

救急外来でも同様ですが，コンサルテーションする前の時点での自分の診断・治療方針を考えてください．そうすることでコンサルテーションの目的も明らかになります．もちろん診断がわからないのでコンサルテーションをすることもあると思います．その場合でも鑑別診断（differential diagnosis）を必ず考えてください．

5 Rule E：Explanation

患者さんとそのご家族にきちんと説明しましょう！

患者さんのことを第一に考えてコンサルテーションをするのですが，患者さんやご家族がコンサルテーションを希望されない場合もあります．また急に別の医師がやってきて戸惑う患者さんやご家族もいます．当然のことですが，きちんと患者さんに病状とコンサルテーションの必要性について説明して理解を得てください．

6 Rule F：Feedback

必ず自分の診療にフィードバックしましょう！

コンサルテーションしたら診療終了ではありません．ここからが重要です．コンサルテーションした後，上級医の診断がどうだったのか・どう対応したのか自分にフィードバックをしましょう．どんな病歴聴取をしたのか．どんな身体診察をしたのか．足りない検査はあったのか．どんな薬剤をどのように使用したのか．どのように患者さんやご家族に説明したのか…．実際に自分が困った症例ですので，非常に勉強になります．

またコンサルテーションをしたとき，上級医に対していろいろな感情を抱くと思います．自分がコンサルテーションされる立場になったときのことを考え，コンサルテーションしやすい医師になるように自分にフィードバックをかけておいてください．

7 Rule G：Gratitude

感謝の気持ちを忘れないようにしましょう！

　心筋梗塞は循環器内科が，上部消化管出血は消化器内科が診るのが，当たり前ではありません．目の前の患者さんに「専門外」という言い訳は通用しません．忙しい診療の合間や夜間・休日に上級医にコンサルテーションするわけですので，いつも感謝の気持ちを忘れないでください．気持ちよく上級医にコンサルテーションを受けていただくことが，患者さんの利益にもつながります．

おわりに

　今風にまとめた Consultation 7 Rules いかがだったでしょうか？ 1つでも皆さんの参考になれば幸いです．

　今回の特集では，一過性意識消失・頭痛といった症候や，外科や精神科の対応が必要なケースなど，研修医がコンサルテーションに迷うシチュエーションをとりあげ，症例ベースのドリル形式で解説しています．コンサルテーションのために必要な病歴聴取・身体診察・検査所見について具体的に学んでいきましょう．また，少し珍しいテーマとして，法律的に悩ましいケースでの考え方を辯護士の先生に解説していただきました．こちらもぜひ参考にしてください．

Profile

宗像源之（Motoyuki Munakata）

福島県立医科大学会津医療センター 総合内科学講座
研修医教育に全力を傾けています．現在 山中先生のもと，研修医と一緒に楽しく働いています．詳しくは，会津医療センター 総合内科のホームページ aizu-gim.com をのぞいてみてください．

【総論：コンサルテーション　基本のき】

コンサルテーションの心得

山中克郎

① 最初の30秒で，指導医に何をしてほしいのか知らせる

② プレゼンテーションの際は決まった順序で伝える

③ 鑑別診断は特に可能性の高い1〜3つに絞って伝える

はじめに

　本稿では，研修医から指導医へのコンサルテーションで特に重視すべき心構えについて解説します．

1　目的を簡潔に述べる

　指導医は忙しいです．何についてコンサルテーションをしたいのか，簡潔に述べなくてはなりません．最初の30秒間で指導医に何をしてほしいのか知らせましょう．電話での対応では礼儀正しく上級医への配慮が必要です．

【例】
　内科当直医の〇〇先生ですか．救急室を担当している研修医の〇〇です．お忙しいところ申し訳ありません．いま電話で症例の相談をしてもよろしいでしょうか．

　その後にコンサルテーションの目的を簡潔に述べます．

【例】
　敗血症を疑う患者さんが来院しています．すぐに抗菌薬を投与したいと思います．入院の適応もあると考えますので，一緒に診察をお願いします．

　よくある間違いは，緊張しいきなり長々と病歴を語り出すことです．こうなると聞いている方はイライラしてしまいます．最初に指導医に何をしてほしいのかはっきりと言わなくてはなりません．

2 「怖い」指導医へのコンサルテーション

　皆さんの病院には怒りっぽくて「怖い」と院内で評判の指導医がいるかもしれません．この場合は要注意です．検査データをすぐに示すことができるように準備し，何度か練習をして簡潔かつ明確なプレゼンテーションになるように心がけましょう．怖い指導医には誰もが相談しにくいものです．このために患者さんを無理に帰宅させてしまうことがよく起きます．患者さんに不利益をもたらすので，皆さんが指導医になり研修医からコンサルテーションを受けるときは気持ちよく応えましょう．誰もが相談しやすい雰囲気づくりを心がけなくては良医といえません．

3 プレゼンテーションの時間

　プレゼンテーションで許される時間は，場面によって異なります．例えば救急室から指導医にコールする場合には1分以内の電話での説明が求められます．指導医が救急室に来た場合には3分程度は許容されるでしょう．症例検討会では5分程度が多いです．

4 プレゼンテーションの内容と順番

1) 患者さんの基本情報

　プレゼンテーションの冒頭で患者さんの年齢と性別は必ず述べなければなりません．年齢と性別によって指導医の考える鑑別診断が全く異なってくるためです．次に，できるだけ簡潔に主訴と病歴を述べます．時系列に従って病状変化を述べ，患者背景を解説することが重要です．患者背景には既往歴，薬剤歴，生活歴が含まれます．

2) バイタルサイン・身体所見

　身体所見では，最初にバイタルサインに言及します．血圧が下がっている場合には，指導医はあなたの話を聞いている時間がないかもしれません．「まずベッドサイドに行こう」

となるでしょう．鑑別に重要なら陽性所見だけでなく陰性所見も交えて語るべきです．研修医は経験年数が少ないので，身体診察は自信をもって語れないかもしれませんが，そこは開き直って自分が感じた所見を発表しましょう．自信のないプレゼンテーションを長々と聞かされるのは指導医にとって苦痛です．

3) 検査所見

次に検査所見を述べます．細かく述べる必要は全くありません．簡潔に異常所見と鑑別のために重要な正常所見を示しましょう．

このようにプレゼンテーションでは順番が決まっています．年齢，性別，主訴，現病歴，既往歴，薬剤歴，生活歴，バイタルサイン，身体所見，検査所見の順番で必ず話しましょう．主訴や現病歴を飛び越していきなり検査所見から言われると，指導医は大いに戸惑うのです．

4) 鑑別診断

最後は鑑別診断です．10個も20個も鑑別診断を述べる必要はありません．鑑別診断が多いと，次に何の検査を行うべきかがわからなくなってしまいます．診断の可能性が特に高いものを1〜3つに絞り，想定される鑑別診断から，どの検査を急いですべきか自分の考えを述べます．それは緊急カテーテル検査や緊急内視鏡かもしれないし，経過観察のための入院かもしれません．

5 理想的なプレゼンテーション

【例】
　82歳の女性が発熱と腰痛を主訴に来院されました．昨日の朝から頻尿，残尿感を自覚しています．本日，起床時から38.8℃の発熱があり腰痛を訴えています．既往歴は2型糖尿病と高血圧です．糖尿病治療薬と降圧薬を内服しています．生活歴は特記すべきものがありません．
　バイタルサインでは90/60 mmHgの血圧低下と110回/分の頻脈を認めます．身体診察では右にCVA叩打痛があります．
　尿検査を施行したところ白血球尿を認めました．
　右腎盂腎炎からの敗血症を疑い，血液培養を2セット取りました．点滴で抗菌薬をすぐに開始したいと思います．糖尿病があり高齢で食欲低下もあることから入院治療の適応と考えています．

　最後にサマリーを30秒程度で述べることができるとかっこいいですね．

【例】

　以上をまとめると，発熱と腰痛を主訴に来院した糖尿病を既往にもつ82歳女性です．
腎盂腎炎から敗血症を起こしていると思われます．

■ おわりに

　最初から完璧なプレゼンテーションができる人はいません．「練習，練習，練習」です．
米国で臨床留学をしていたときに見た光景が忘れられません．指導医との回診で非常にわ
かりやすく経過を報告する研修医を何人も見ましたが，みんな回診がはじまる前に廊下の
隅で必死になって練習をしていました．

Profile

山中克郎（Katsuo Yamanaka）

福島県立医科大学会津医療センター 総合内科学講座
野口英世の生まれ故郷である会津には猪苗代湖，磐梯山，尾瀬の大自
然があります．ぜひ一度，遊びに来てください．おいしい郷土料理と
極上の日本酒でおもてなしします．

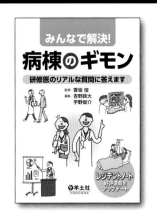

【各論：コンサルテーションの実際と指導医が教えてほしいこと】

一過性意識消失発作の
コンサルテーション

宗像源之

① 意識消失のなかにある心原性失神を見逃さない！
　可能性が少しでもあれば循環器内科コンサルテーション

② コンサルテーションには詳細な病歴聴取と身体診察，心電図・心エコー所見の
　正しい解釈が重要

例題

　65歳男性．自宅で意識を失っているところを発見され，救急車で当院救急外来に搬送された．来院時，意識は清明であった．血圧132/74 mmHg，脈拍76回/分，呼吸数16回/分，体温36.5℃，SpO_2 96％（室内気）．

Q1：コンサルテーションに必要な病歴聴取はどれか？
　ⓐ 意識消失の持続時間　　ⓑ 痙攣の有無
　ⓒ 内服薬　　　　　　　　ⓓ 意識消失時の状況

Q2：コンサルテーションに必要な身体所見はどれか？
　ⓐ 髄膜刺激徴候　　　　　ⓑ 片麻痺
　ⓒ 感覚障害　　　　　　　ⓓ 肺うっ血

Q3：コンサルテーションに必要な検査はどれか？
　ⓐ 心電図　　　　　　　　ⓑ 脳波
　ⓒ 血液検査；血糖　　　　ⓓ 頭部CT

1 コンサルテーションが必要な一過性意識消失発作

① 心原性失神

② てんかん発作

③ 急性出血

④ その他；くも膜下出血・大動脈解離・肺動脈血栓塞栓症・中毒…

適切なコンサルテーションを行うには，まず上記を見逃さないことが重要です．特に①の心原性失神は生命予後にかかわるため，可能性が少しでもあればその時点で循環器内科コンサルテーションが必要となります．つまり，心原性失神を見逃さないことが初期対応では最も重要になります．

2 失神と一過性意識消失発作

失神は「一過性の意識消失の結果，姿勢の保持ができなくなり，かつ自然に，また完全に意識の回復がみられること」[1] と定義されます（図1）.

一過性意識消失発作が「すみやかに，自然に，完全に回復する」失神なのかどうかを見極めることは，鑑別疾患を絞る意味で重要です．ただし「すみやかに」を定義する具体的な時間の記載はありません．

一般に救急外来受診時に意識障害を認めるものは，失神とはいいません．

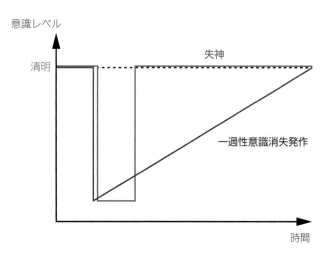

図1 失神と一過性意識消失発作

3 失神の分類

失神は原因により以下の4つに分類されます[2].

① 反射性失神（血管迷走神経反射・状況失神…） 21 %

② 心原性失神 10 %

③ 起立性低血圧 9 %

④ その他，原因不明 37 %

また，鑑別疾患は**図2**のようなものがあげられます.

くり返しになりますが，心原性失神は生命予後にかかわるため，この4つのなかでも**心原性失神を見逃さないことが救急外来での初期対応では最も重要**になります.

4 心原性失神

それでは例題の症例をコンサルテーションする際に必要となる病歴聴取・身体所見・検査所見について，失神の診療で絶対見逃してはならない心原性失神を中心に学びましょう.

1）心原性失神を疑う病歴聴取のポイント

❶ 失神時の状況

・労作・運動中の失神

・仰臥位での失神

・失神時／失神前の動悸・胸痛・呼吸困難

・先行する症状のない失神

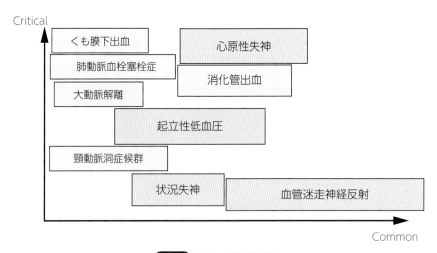

図2 失神の鑑別疾患

❷ **心疾患の既往・危険因子**

　　糖尿病・高血圧・脂質異常症・喫煙・心電図異常…

❸ **内服薬**

　　抗不整脈薬・強心薬・ジギタリス・利尿薬…

❹ **突然死の家族歴**

　　心原性失神は，60歳以上の男性に多く認められます．これらの項目について，ご本人はもとよりご家族・目撃者・救急隊員からできるだけ詳細な病歴聴取を行います．失神発作時だけではなく，失神前の状況・症状，失神後の症状も重要です．このほか，最初の失神発作のエピソードから4年以内かつ頻度が2回以下の場合も，心原性失神を疑います．

2）心原性失神を疑う身体診察のポイント
❶ バイタルサインの異常
　　・徐脈／頻脈

　　・持続性低血圧

　　・低酸素血症

❷ 心不全徴候
　　・頸静脈怒張

　　・Ⅲ音・心雑音聴取

　　・心拡大（鎖骨中線より外側に心尖拍動触知）

　　・肺うっ血，ラ音聴取，胸水貯留

　　・腹水・下腿浮腫

　　救急外来受診時に意識レベルが少しでもはっきりしない場合は，失神よりもむしろ意識障害と考えます．外傷・特に頭部外傷の有無も失神の診療では重要です．逆に外傷から失神の存在が明らかになる場合もあります．失神後も原因（不整脈，立位や坐位…）が持続すると，意識障害が遷延し痙攣発作を起こすこともあります．

3）心原性失神を疑う検査のポイント
❶ 心電図・ホルター心電図
　　・心室頻拍／心室細動

　　・QT延長・QT短縮

　　・早期再分極・Brugada型・不整脈原性右室心筋症

　　・洞不全症候群

　　・房室ブロック

　　・心房細動

- ・心室内伝導障害
- ・ペースメーカー不全

❷ 心エコー

- ・心筋梗塞
- ・大動脈弁狭窄症
- ・肥大型心筋症
- ・右室負荷

❸ 血液検査

- ・BNP
- ・トロポニン

　心電図は来院時には正常化していることが多いため，心拍数・PQ時間・J波・ST変化・QT時間等軽微な変化にも注意しましょう．失神の原因診断では，10％で心電図が有用だったと報告があります[6]．

　失神で頭部外傷や神経学的所見もない場合，原則頭部CTは必要ありません！

4）心原性失神の鑑別にかかわる臨床予測ツール

　心原性失神の鑑別のため，臨床予測ルールも用いられています（EGSYSスコア，表）．

　3点以上で心原性失神が疑われますが，感度95％・特異度61％とこのスコア単独で診断できるものではありません．有名なSan Francisco Syncope Ruleでも有用性が否定されています[5]．とはいえ，判断材料の1つにはなると思います．

　救急外来を受診される失神患者さんは多く，稀ではありますがくも膜下出血や肺動脈血栓塞栓症・大動脈解離等の致死的な疾患も含まれます．

　やはり詳細な病歴聴取と身体診察，心電図・心エコー所見の正しい解釈が重要です．基本を大切にしようということですね！

表　EGSYSスコア

所見	点数
動悸が先行する失神	4
心疾患の既往and/or心電図異常	3
労作中の失神	3
仰臥位での失神	2
増悪因子・環境素因（暑くて混雑した場所，長時間の立位，恐怖，疼痛…）	− 1
自律神経系の前駆症状	− 1

文献4より作成．

例題の解答

A1：ⓐ～ⓓすべて正解

　病歴聴取はすべて重要ですが，痙攣はてんかんだけではなく心原性失神や体位が解除されない血管迷走神経反射でも起こりうるため忘れず聴取しましょう．

A2：ⓓ 肺うっ血

　心原性失神を疑う心不全徴候（肺うっ血）はコンサルテーションに必要な所見です．神経学的所見で異常があれば，まず脳神経疾患を考えます．低血糖であればグルカゴン・アドレナリンの関与でもとに戻ることもあります．

A3：ⓐ 心電図

　最初に心原性失神の除外が重要．心エコーもできるように頑張りましょう！ 失神の患者さんで神経学的に異常を認めない場合，頭部CTはあまり役に立ちません．

5 コンサルテーションドリル

　　　それでは症例を提示します．病歴・身体所見・検査所見から，コンサルテーションが必要な症例なのか考えてみましょう．

問題1

　生来健康な35歳男性．

　本日椅子に腰かけて講演会を聴講していたとき，発汗・気分不快あり．「気が遠のく感じ」がして，気づくと床に倒れていた．目撃者によると意識消失は「数分」で，痙攣を伴った．4年以上前から同様なエピソードが数回あった．

　当院救急外来受診時，意識は清明であったが気分不快・発汗は残存していた．心電図・心エコー検査では異常は認められなかった．

Q1：コンサルテーションは必要か？
Q2：その根拠は何か？

てんかんのため近医通院中の72歳男性.

本日横になってテレビ鑑賞をしていたとき,意識消失あり.ご家族によると意識消失は「1分くらい」であった.本日,抗てんかん薬を内服しなかった.以前から同様のエピソードがあり.突然死の家族歴あり.

当院救急外来受診時,意識は清明で特に自覚症状はなかった.舌咬傷や失禁もなかった.救急外来受診時の心電図を示す(図3).

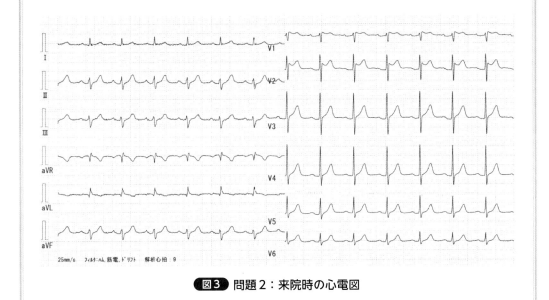

図3 問題2:来院時の心電図

Q:コンサルテーションは必要か？

高血圧症のため近医通院中の80歳男性.

本日散歩中突然両側の肩こりが生じ,意識消失した.

当院救急外来受診時,意識は清明であったが肩こりは持続していた.頭痛・嘔吐はなかった.以前に同様のエピソードはなかった.

Q1:コンサルテーションは必要か？
Q2:コンサルテーションのために追加で必要な検査は何か？

● 問題1の解答・解説

　　くり返す失神で，30秒以上の立位・坐位があり，失神発生時に発汗・気分不快・「気が遠のく感じ」という症状を認めています．心原性失神を示唆する症状・所見はありません．

　　典型的な**反射性失神**（神経調節性失神）の血管迷走神経性失神です．

　　この症例はコンサルテーションの必要はありません．ただし，安易に反射性失神と診断してはいけません．心原性失神は必ず否定しましょう．

● 問題2の解答・解説

　　短時間で完全に回復しているため，失神です．突然死の家族歴があり，心電図上V_1・V_2誘導でsaddle back型ST上昇を認めています．

　　心原性失神で，Brugada症候群が疑われるため，循環器内科コンサルテーションします．

　　Brugada症候群では心電図の経時的変動がありますので，以前の心電図との比較や健診での心電図異常の有無も参考になります．またV_1・V_2誘導を第一肋間上で心電図を取ることでST異常がはっきりします．

　　てんかんによる意識消失の場合，舌咬傷（側面）・頭部の回旋運動・不自然な肢位・失禁・発作前後の健忘・既視感・昏迷…を起こすことが多いです．

● 問題3の解答・解説

　　高血圧症の既往があり，運動中に失神を起こしています．心原性失神を疑う状況ですが，突然発症の肩こりが気になります．循環器内科コンサルテーション…といく前に，頭部CTを撮る必要がありそうです．

　　頭部CT施行し，くも膜下出血を認めました（図4）．脳神経外科にコンサルテーションしています．くも膜下出血は緊急性の高い疾患ですので，緊急でコンサルテーションが必要です．安静・血圧管理はもちろんですが，抗血小板・抗凝固薬内服にも注意してください．

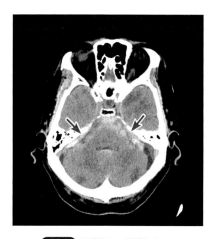

図4 問題3：頭部CT

引用文献

1）日本循環器学会. 循環器病の診断と治療に関するガイドライン（2011年度合同研究班報告）失神の診断・治療ガイドライン（2012年改訂版）
   http://www.j-circ.or.jp/guideline/pdf/JCS2012_inoue_h.pdf（2020年3月閲覧）

2）Soteriades ES, et al：Incidence and prognosis of syncope. N Engl J Med, 347：878-885, 2002（PMID：12239256）

3）「Evidence-Based Physical Diagnosis, 4th ed」（McGee S）, Elsevier, 2018

4）Del Rosso A, et al：Clinical predictors of cardiac syncope at initial evaluation in patients referred urgently to a general hospital：the EGSYS score. Heart, 94：1620-1626, 2008（PMID：18519550）

5）Thiruganasambandamoorthy V, et al：External validation of the San Francisco Syncope Rule in the Canadian setting. Ann Emerg Med, 55：464-472, 2010（PMID：19944489）

6）Shen WK, et al：2017 ACC/AHA/HRS Guideline for the Evaluation and Management of Patients With Syncope：A Report of the American College of Cardiology/American Heart Association Task Force on Clinical Practice Guidelines and the Heart Rhythm Society. Circulation, 136：e60-e122, 2017（PMID：28280231）

Profile

宗像源之（Motoyuki Munakata）

福島県立医科大学会津医療センター 総合内科学講座
診療ガイドラインは，診療に携わるものに幅広く自由に利用されなければなりません．日本循環器学会は診療ガイドラインに誰でも自由にアクセスできます．それに比べて日本○○学会，ガイドラインが学会員にしか公開されていません．広めるつもりあるんでしょうか？

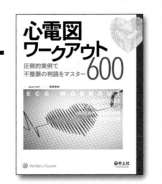

【各論：コンサルテーションの実際と指導医が教えてほしいこと】

しびれのコンサルテーション

宗像源之

① しびれの分布から解剖学的な障害部位を推定しコンサルテーションにつなげよう

② しびれの原因を大脳〜脳幹部・脊髄・神経根・末梢神経の4つに分類しよう！

③ 中枢神経障害によるしびれを見逃さない！

例題

　65歳女性．右手のしびれあり，当院救急外来受診した．

　来院時，意識は清明であった．血圧132/74 mmHg，脈拍76回/分，呼吸数16回/分，体温36.5℃，SpO2 96％（室内気）．

Q1：コンサルテーションに必要な病歴聴取はどれか？

ⓐ 既往歴　　　　ⓑ しびれの発症様式

ⓒ しびれの性状　ⓓ しびれの分布

Q2：コンサルテーションに必要な身体所見はどれか？

ⓐ 感覚障害　　　ⓑ 運動障害

ⓒ 腱反射異常　　ⓓ 膀胱直腸障害

Q3：コンサルテーションに必要な検査はどれか？

ⓐ 血液検査　　　ⓑ 心電図

ⓒ 頭部CT　　　ⓓ 神経伝導速度検査

1 しびれの原因分類

しびれの原因は下記4つに分類すると考えやすいです.

① 大脳～脳幹部

② 脊髄

③ 神経根

④ 末梢神経

コンサルテーションの前に最も重要なのは，中枢神経障害によるしびれを見逃さないことです.

2 しびれ（感）の定義

しびれ（感）の自覚的な意味は多様で，人・時・場所によって異なります．感覚障害以外でも「しびれ」と訴えることがあります.

① 異常感覚（錯感覚・感覚過敏・異痛症…）

② 感覚鈍麻

③ 運動麻痺

しびれ（感）の自覚は大脳でなされますが，必ずしも神経系に原因があるとは限りません．血流障害や炎症，低カルシウム血症等でも「しびれ」を起こすこともあります.

「しびれ」の訴えは前述3つに分解して，さらにどんなしびれなのかを詳細に聴き出してください．診療録への記載は「　」を用いて患者さんの言葉で書いてください.

3 コンサルテーションに必要なしびれの病歴聴取のポイント

1）既往歴

- ・糖尿病 ⇒糖尿病性ニューロパチー・手根管症候群など
- ・甲状腺機能低下症 ⇒手根管症候群
- ・関節リウマチ ⇒環軸椎亜脱臼・手根管症候群など
- ・胃切除後 ⇒ビタミンB_{12}欠乏
- ・高血圧症・脂質異常症・喫煙 ⇒脳血管障害
- ・悪性腫瘍 ⇒傍腫瘍性神経症候群
- ・アルコール多飲 ⇒アルコール性ニューロパチーなど

2）発症様式

突然発症のしびれは，脳血管障害を示唆します！

3）しびれの性状

① 異常感覚：「ビリビリ」・「ジンジン」
　　　　　　　「痛い」・「灼熱感」・「ピリピリ」・「チクチク」
② 感覚鈍麻：「触っている感覚が鈍い」・「つねっても痛くない」・「熱さ・冷たさがわからない」…
③ 運動障害：「腕が上がらない」・「力が入らない」・「動きが悪い」・「箸が使えない」など
　　　　　　　※運動障害を「しびれ」と表現する患者さんも少なくありません．

4）しびれの分布

　しびれの分布から解剖学的な障害部位を推定します（図1）．顔面を含むしびれの場合は大脳～脳幹部障害を疑います！

① 顔面を含む半身のしびれ ⇒**大脳～脳幹部（橋）障害**
② 顔面と対側の半身のしびれ ⇒**脳幹部（延髄）障害**
③ デルマトームに沿った体幹・四肢のしびれ ⇒**脊髄・神経根障害（図2A）**
④ 末梢神経支配分布に沿ったしびれ ⇒**末梢神経障害（図2B）**
⑤ 四肢の距離依存性しびれ ⇒**多発ニューロパチー**
⑥ 1つの末梢神経領域のしびれ ⇒**単ニューロパチー**

5）随伴症状

・頸部・肩甲骨周囲～上肢の痛み ⇒頸部神経根症
・一側下肢の痛み ⇒腰椎神経根症
・巧緻運動障害 ⇒頸椎症性脊髄症
・膀胱直腸障害 ⇒自律神経障害，腰椎神経根症
・歩行障害 ⇒脳梗塞・脳出血，腰部脊柱管狭窄症 など

4　コンサルテーションに必要な身体診察のポイント

　ここでも中枢神経障害によるしびれの除外が重要です．

1）感覚障害

　患者さんの自覚症状からしびれの分布を詳細に確認します．
　特に顔面に感覚障害がないか，確認してください．

2）運動障害

　まずBarre徴候・Mingazzini徴候等から軽微な運動障害を見逃さないようにしましょう．異常があれば，さらに詳しく調べましょう．

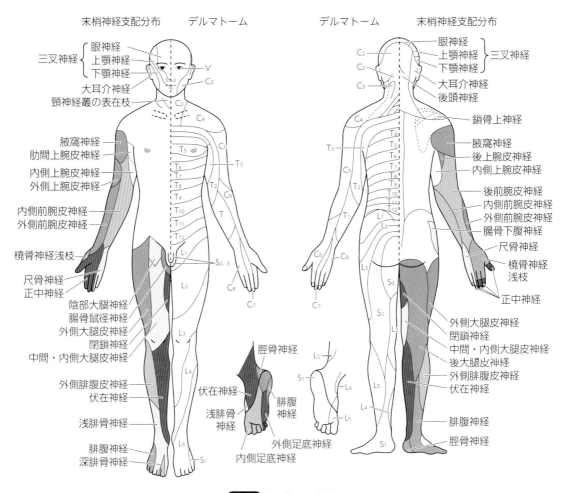

末梢神経支配分布　　デルマトーム　　　　デルマトーム　　末梢神経支配分布

三叉神経 { 眼神経
上顎神経
下顎神経
大耳介神経
頸神経叢の表在枝

腋窩神経
肋間上腕皮神経
内側上腕皮神経
外側上腕皮神経
内側前腕皮神経
外側前腕皮神経
橈骨神経浅枝
尺骨神経
正中神経
陰部大腿神経
腸骨鼠径神経
外側大腿皮神経
閉鎖神経
中間・内側大腿皮神経
外側腓腹皮神経
伏在神経
浅腓骨神経
腓腹神経
深腓骨神経

脛骨神経
伏在神経
浅腓骨神経
腓腹神経
外側足底神経
内側足底神経

眼神経
上顎神経 } 三叉神経
下顎神経
大耳介神経
後頭神経
鎖骨上神経
腋窩神経
後上腕皮神経
内側上腕皮神経
後前腕皮神経
内側前腕皮神経
外側前腕皮神経
腸骨下腹神経
尺骨神経
橈骨神経浅枝
正中神経
外側大腿皮神経
閉鎖神経
中間・内側大腿皮神経
後大腿皮神経
外側腓腹皮神経
伏在神経
腓腹神経
脛骨神経

図1 しびれの分布

A) C8 障害　　　　　　　　B) 尺骨神経障害

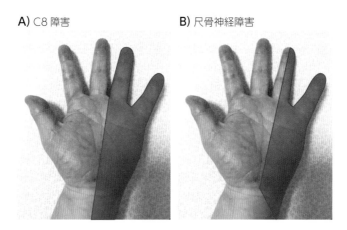

図2 しびれの分布の比較
A）脊髄・神経根障害（C8障害）：デルマトームに沿う.
B）末梢神経障害（尺骨神経障害）：末梢神経支配分布に沿う.

3）深部腱反射

下記の反射に異常があれば，該当する脊髄神経の障害を疑います．

・上腕二頭筋反射 ⇒ C5

・腕橈骨筋反射 ⇒ C6

・上腕三頭筋反射 ⇒ C7

・Hoffmann反射 ⇒ C8

・膝蓋腱反射 ⇒ L3〜4

・アキレス腱反射 ⇒ S1〜2

5 コンサルテーションに必要な検査のポイント

中枢神経障害によるしびれが疑われた場合，異常所見がどこにあるかを予測して頭部CT・MRI（拡散強調画像）を施行します．そして，しびれが画像上説明できるか必ず確認してください．

例題の解答

A1：ⓐ〜ⓓすべて必要

しびれの診療で最も重要なことは，中枢神経障害によるしびれを見逃さないことです．病歴聴取はすべて重要ですが，しびれの発症様式と分布が特に重要です．

A2：ⓐ〜ⓓすべて必要

神経学的所見で異常があれば，まず脳神経疾患を考えましょう．
低血糖の場合，グルカゴン・アドレナリンの関与でもとに戻ることもあります．

A3：ⓐ 血液検査，ⓒ 頭部CT

しびれをきたす内科的疾患も忘れないでください．糖尿病・甲状腺機能低下症・ビタミンB_{12}欠乏症・関節リウマチなどがあげられます．
どんなに緊急でも『とりあえずCT！』はやめましょう．日本ではCTへのアクセスが容易であり，それ自体は悪いことではありませんが，病歴聴取と身体診察から解剖学的異常を予測して，CTを撮影しましょう．

6 コンサルテーションドリル

それでは症例を提示します．病歴・身体所見・検査所見から，コンサルテーションが必要な症例なのか考えてみましょう．

糖尿病のため通院中の60歳女性．

2年前から左手の「ビリビリとした」しびれあり（図3）．握力は低下していない．夜間から早朝にかけて増悪し，左手を振ると改善した．

症状改善ないため，当院救急外来受診．

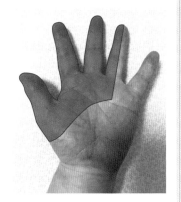

図3 問題1：しびれの分布

Q1：コンサルテーションは必要か？
Q2：しびれの分布と原因をどのように伝えればよいか？

健康診断未受診の55歳男性．

5年前から両足足底のしびれ感が出現した．「砂利を踏んでいるような感じ」の左右対称性のしびれだった．当初は足に限局していたが徐々に上方に進展し，最近は両手までしびれるようになった．

症状改善ないため，当院救急外来受診．

Q1：コンサルテーションは必要か？
Q2：コンサルテーションのために追加で結果を伝えるべき検査は何か？

高血圧症のため近医通院中の60歳男性．

昨晩までは特に自覚症状なかった．

本日起床後より左手のしびれあり．当院救急外来受診．

受診時，左手母指・示指のしびれあり，左口唇のしびれを伴っていた．

Q1：コンサルテーションは必要か？
Q2：コンサルテーションに必要な検査は何か？

● 問題1の解答・解説

糖尿病の既往がある中年女性．しびれは夜間から朝方に強く，手を振ると改善しています．

しびれの分布が重要です．環指の尺側にはしびれがなく，ring-finger splittingを呈しています．これは末梢神経支配分布に沿っており，正中神経の障害を示唆します．

手根部を叩くとしびれが誘発されるTinel徴候や，手関節を掌屈位にするとしびれが誘発されるPhalen徴候が陽性でした．

手根管症候群と診断し，整形外科コンサルテーションしています[1]．

● 問題2の解答・解説

5年前からの慢性の経過で，しびれの分布は左右対称性で当初は足に限局しその後靴下型→手袋靴下型と進展しています．両側アキレス腱反射は消失し，振動覚は低下していました．距離依存性の多発ニューロパチーです．

空腹時血糖は283 mg/dL・HbA1cは13.5％で，糖尿病性ニューロパチーと診断しました．糖尿病科へコンサルテーションしています[2]．

● 問題3の解答・解説

高血圧症の既往があり．突然（〜急性）発症のしびれで，顔面のしびれを伴っています．中枢神経障害によるしびれをまず考えます．

同日 頭部MRI施行し，右視床後外側部に高信号域を認めました（図4）．手口感覚症候群と診断しました．脳神経内科にコンサルテーションしています．

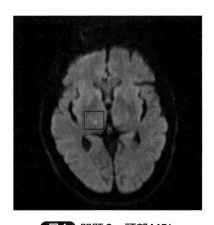

図4 問題3：頭部MRI

手口感覚症候群は脳梗塞でも脳出血でも発症します．病変部位は視床以外でも起こりますので，緊急でコンサルテーションしましょう[3]．

引用文献

1）Katz JN, et al：The carpal tunnel syndrome: diagnostic utility of the history and physical examination findings. Ann Intern Med, 112：321-327, 1990（PMID：2306060）

2）Partanen J, et al：Natural history of peripheral neuropathy in patients with non-insulin-dependent diabetes mellitus. N Engl J Med, 333：89-94, 1995（PMID：7777034）

3）Chen WH：Cheiro-oral syndrome: a clinical analysis and review of literature. Yonsei Med J, 50：777-783, 2009（PMID：20046417）

4）「標準的神経治療 しびれ感」（日本神経治療学会/監，福武敏夫，他/編），医学書院，2017

5）「非専門医が診るしびれ」（塩尻俊明/著），羊土社，2018

Profile

宗像源之（Motoyuki Munakata）

福島医科大学会津医療センター 総合内科学講座
今回執筆を依頼した先生方の多くは，FACE = Fukushima Advanced Course by Experts という勉強会で知り合った仲間です．2009年にこの勉強会を立ち上げ，2011年の原発事故のときも頑張って開催しました．もう12年43回になります．こうやって一緒に本を書けることは，ちょっと感慨深いです．

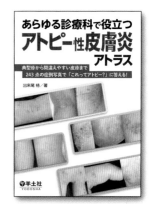

【各論：コンサルテーションの実際と指導医が教えてほしいこと】

めまいのコンサルテーション

宗像源之

① 中枢性めまいを見逃さない！

② 頭部CT・MRIで異常がなくても中枢性めまいは否定できない！
　コンサルテーションには検査より病歴聴取と身体診察が重要

③ BPPVを確実に診断しよう

例 題

　65歳女性．「めまい」があり，当院救急外来を受診した．

　来院時，意識は清明であった．血圧 148/84 mmHg，脈拍 88回/分，呼吸数 20回/分，体温 36.5℃，SpO2 96％（室内気）．

Q1：コンサルテーションに必要な病歴聴取はどれか？
　ⓐ めまいの寛解因子・増悪因子　　ⓑ めまいの性状
　ⓒ めまいの随伴症状　　　　　　　ⓓ めまいの持続時間

Q2：コンサルテーションに必要な身体所見はどれか？
　ⓐ 眼振　　　　　　　　ⓑ 指鼻指試験・膝踵試験
　ⓒ 構音障害の有無　　　ⓓ 歩行障害の有無

Q3：コンサルテーションに必要な検査はどれか？
　ⓐ 血液検査　　ⓑ 心電図
　ⓒ 頭部CT　　　ⓓ 頭部MRI

1 めまいの分類

1) 原因による分類

めまいはその原因により4つに分類されます[1].

① 末梢性めまい　34～49％

② 中枢性めまい　6～19％

③ 心因性めまい　9～21％

④ その他のめまい　17～37％

適切なコンサルテーションを行うには，このうちの**中枢性めまいを見逃さない！** ことに尽きます.

また最も頻度が高い**良性発作性頭位めまい症** (benign paroxysmal positional vertigo：BPPV) を確実に診断できることで，難しいめまい診療が少し楽になります.

2) 性状でめまいを分類できるか？

「めまい」の自覚的な意味は多様で，人・時・場所によって異なります. 患者さんによっては，失神を「めまい」と訴えることもあります. 結論から言うとめまい性状から診断を付けることは難しいです.

① 回転性めまい：「グルグル回る」・「天井が動いている」…

② 浮動性めまい：「フラフラする」・「フワフワする」…

③ 前失神：「気が遠のく」・「目の前が暗くなる」…⇒失神〔「一過性意識消失発作のコンサルテーション」（pp.646～654) を参照〕

④ 平衡障害：「歩くとフラつく」…

「めまい」の訴えは再現性に乏しく，ともすると医療者側が回転性めまいや浮動性めまいに誘導する場合も少なくありません. また心筋梗塞や起立性低血圧でも回転性めまいを訴える患者さんもいます.

2 コンサルテーションに必要なめまいの病歴聴取のポイント

「めまい」の病歴聴取でも症状のOPQRSTが有用です.

O：Onset（発症様式）

P：Palliative/Provocative factor（寛解 / 増悪因子）

Q：Quality/Quantity（性状 / 程度）

R：Region/Relation（場所 / 関連）

S：associated Symptom（随伴症状）

T：Time course（時間経過）

① 頻度，② 持続的 or 間欠的，③ 持続時間，④ 改善 or 不変 or 増悪

　このなかでも特に重要なめまいの発症様式・増悪（誘発）因子・随伴症状・持続時間について解説していきます．

1）発症様式

　突然～急性発症のめまいの場合，中枢性めまいの鑑別が重要です．前駆症状を伴うこともありますが，前庭神経炎も急性発症です．

　慢性・再発性のめまいの場合，BPPVや椎骨脳底動脈循環不全・Ménière病等があります．

2）増悪（誘発）因子

　頭位により誘発されるめまいとしてはBPPVが有名ですが，中枢性めまいや起立性低血圧でも起こります．起き上がるときではなく横になったときのめまい，横になってRollingしたときのめまいはBPPVに特徴的です．

3）随伴症状

　原則，**末梢性めまいにはめまい以外の神経症状はありません！** あっても聴力障害くらいです．

　めまい以外の神経症状が随伴する場合，中枢性めまいを疑います．中枢性めまいのreview of systemsを以下に示します（表1）．

4）めまいの持続時間

　BPPV，椎骨脳底動脈循環不全，起立性低血圧では1分以内におさまることが多いです．数分～数時間続く場合はMénière病，数日続く場合は前庭神経炎や小脳出血・小脳梗塞などを疑います．

表1　中枢性めまいチェックリスト

□ 意識障害
□ 頭痛・頸部痛
□ 複視
□ 難聴・耳鳴・耳閉感
□ 構音障害
□ 顔面の運動障害/感覚障害
□ 四肢の運動障害/感覚障害
□ 起立・歩行障害

3 コンサルテーションに必要な身体診察のポイント

ここでも中枢性めまいの除外が重要です.

1）眼振

まず**眼振の有無**が重要です．できるだけフレンツェル眼鏡で確認してください．急速相の向きが眼振の方向となります．眼振のないめまいの場合，頸性めまい・薬剤性・ビタミンB12欠乏・低血糖・低ナトリウム血症等が鑑別にあがります.

眼振のあるめまいの場合，前庭に障害があると考えます.

① 頭位変換時の**方向交代性眼振** ⇒BPPV

② **方向固定性眼振** ⇒前庭神経炎（前小脳動脈の梗塞でも起こる）

③ **注視方向性眼振・垂直性眼振** ⇒中枢性めまい

＊眼振の詳細やDix-Hallpike test，supine roll test，HINTS（① head impulse test，② nystagmus，③ test of skew deviation）などより深いめまい診療については成書を参照してください（head impulse testは実施困難な場合も多いです）.

2）眼振以外のめまいの身体診察

中枢性めまいを見逃さないための，身体診察のチェックリストです（表2）.

4 コンサルテーションに必要な検査のポイント

めまいの診療で最もしてはいけないのは，頭部CT・MRIで異常がないので中枢性めまいではないと診断してしまうことです.

頭部CTの全脳梗塞に対する感度はわずか16％で，小脳梗塞になるとさらに下がると思われます.

また頼りの頭部MRIですが，10 mm未満の小脳梗塞では発症6～48時間で感度47％という報告もあります[2].

表2 中枢性めまい身体診察チェックリスト

□ 眼球運動障害⇒視標の追視
□ 構音障害⇒「パタカ・パタカ・パタカ」
□ 顔面・四肢の運動障害/感覚障害 ⇒Barre徴候・Mingazzini徴候など
□ 四肢の小脳性運動失調 ⇒指鼻指試験・膝踵試験・回内回外試験
□ 起立・歩行障害

頭部CT・MRIで異常がないからといって，中枢性めまいは否定できません！ やはりめまいの診断には，病歴聴取・身体診察が重要です．

例題の解答

A1：ⓐ めまいの寛解因子・増悪因子，ⓒ めまいの随伴症状，ⓓ めまいの持続時間

　めまいの診療で最も重要なことは**中枢性めまいを見逃さない**ことです．病歴聴取はどれも大切ですが，めまいの性状は再現性がなく疾患特異性も高くありません．

A2：ⓐ～ⓓ すべて必要

　めまいの身体診察で最も重要なのは**眼振**です．

　末梢性めまいでは聴覚障害以外の神経症状は伴いません．逆に神経症状を伴うものは中枢性めまいの可能性が高くなります．（上から）眼振・構音障害・顔面／四肢の片麻痺・感覚障害・指鼻指試験・膝踵試験・回内回外試験・歩行障害は必ずチェックしましょう．異常があれば，中枢性めまいと考えます．

A3：全て必ずしも必要ではありません

　頭部CT・MRIで異常がないからといって，中枢性めまいは否定できません！

　めまいは，病歴聴取と身体診察から診断しましょう．

　低血糖や低ナトリウム血症でもめまいを起こすことは知っておいてください．

5 コンサルテーションドリル

　それでは症例を提示します．病歴・身体所見・検査所見から，コンサルテーションが必要な症例なのか考えてみましょう．

問題1

　高血圧症のため通院中の60歳女性．

　今朝起床後より「フラフラするような」めまいあり．悪心嘔吐を伴った．めまいの持続時間は1分以内であったが，体動で誘発されるため救急車で当院救急外来受診．以前から同様のエピソードがあった．

Q1：コンサルテーションは必要か？
Q2：その判断のために確認すべきことは何か？

前立腺肥大症のため通院中の70歳男性.

本日朝方から「ボーっとしていた」. トイレ歩行時に「フラフラするような」めまいあり, 転倒した. 構音障害もあり, 同日救急車で当院救急外来受診. 以前から同様のエピソードがあった.

Q1：コンサルテーションは必要か？
Q2：追加で確認すべきことは何か？

問題3

心房細動のため近医通院中の80歳男性.

本日朝食後横になっていた時より回転性めまいあり. めまいが持続し歩行障害を認めたため, 当院救急外来受診. 以前に同様のエピソードはなかった.

Q：コンサルテーションは必要か？

● 問題1の解答・解説

　　　反復するめまいの既往がある60歳女性. 頭位で誘発され, 持続時間が1分以内の浮動性めまいあり.

　　　中枢性めまいを見逃さないために, 表1をチェックします. 該当する項目はありませんでした.

　　　身体診察では眼振を診ます. 安静時には眼振は認められませんでした. 頭位変換時に数秒間の潜時を伴って1分以内のめまいを認めました. その際, 方向交代性眼振を認めています. 念のため身体所見で表2をチェックしましたが, 異常は認められませんでした.

　　　以上より中枢性めまいは否定でき, BPPVと診断しました. コンサルテーションはせず, Epley法を2回施行しめまいは消失し, 帰宅しました.

● 問題2の解答・解説

　　　前立腺肥大症のため通院中の70歳男性. 意識障害・構音障害を伴っており, まずは中枢性めまいの可能性が高いと考えます.

　　　しかし, 前立腺肥大症で通院中ということはα遮断薬を内服しているかもしれません. つまり, 薬剤性めまいの可能性も考えられます. そのため内服薬をチェックしたところ2つの医療機関から睡眠導入薬が処方されていました.

　　　身体診察では眼振は安静時・頭位変換時とも認められませんでした. 表2のチェックでは構音障害・歩行障害を認めましたので, 頭部MRIを施行しましたが, めまいを説明しう

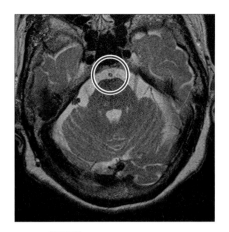

図 問題3：頭部MRI

る所見は認められませんでした．

　歩行障害のためコンサルテーションはせず入院経過観察としましたが，睡眠導入薬を中止したところ症状・所見とも改善しました．

　「めまい・フラつき」を呈する薬剤としては，睡眠導入薬・抗精神病薬・抗ヒスタミン薬・利尿薬・α遮断薬などがあります．

● 問題3の解答・解説

　心房細動の既往があり，持続性の回転性めまい・歩行障害を伴っています．

　中枢性めまいを考え，**表1**をチェックします．めまいの直前に頸部痛があったとご本人から聴取できました．

　身体診察では注視方向性眼振が認められました．**表2**をチェックしましたが，指鼻指試験・膝踵試験は問題ありませんでした．

　中枢性めまいが疑われ，頭部MRIを撮影しました．よーく見てみると，脳底動脈が解離しています（**図**）．脳神経内科にコンサルテーションする必要があります．

　中枢性めまいは緊急性が高い疾患が多く，また治療の時期が遅れることで予後に影響することもあります．緊急にコンサルテーションが必要です．

▌ 引用文献

1）Kroenke K, et al：How common are various causes of dizziness? A critical review. South Med J, 93：160-7; quiz 168, 2000（PMID：10701780）

2）Chalela JA, et al：Magnetic resonance imaging and computed tomography in emergency assessment of patients with suspected acute stroke: a prospective comparison. Lancet, 369：293-298, 2007（PMID：17258669）

3）「めまい診療シンプルアプローチ」（城倉 健／著），医学書院，2013

4）Saber Tehrani AS, et al：Small strokes causing severe vertigo：frequency of false-negative MRIs and non-lacunar mechanisms. Neurology, 83：169-173, 2014（PMID：24920847）

5) Bhattacharyya N, et al：Clinical Practice Guideline：Benign Paroxysmal Positional Vertigo（Update）Executive Summary. Otolaryngol Head Neck Surg, 156：403-416, 2017（PMID：28248602）

Profile

宗像源之（Motoyuki Munakata）

福島県立医科大学会津医療センター 総合内科学講座
今回羊土社さんにわがままを言って，「辯護士にコンサルテーションする」という項目を入れていただきました．お願いしたのは，私の自慢の弟です．全く別な道に進みましたので，こうして一緒に仕事ができることが信じられません．羊土社の皆様，ありがとうございました．記事もおもしろいので，ぜひ読んでください！

【Consultation Column ①：前医は善意！】

『後医は名医』ということわざがありますが，後から診る医者が優れているという意味ではありません．もちろん大学病院や大病院の医者が優れているという意味でもありません．前医での経過・検査所見等の情報があってはじめて，『後医は名医』となりうるわけです．

前医は患者さんのことを第一に考え，"善意"をもって後医に託しているのです．前医の専門性の問題以外にも，設備や入院施設の問題もあります．

「こんなことでコンサルテーションして…」前医に対して不平不満を言う医者をよく見かけます．そんなことを言われても，誰もその人のことを優秀だとは思いませんよね．研修医のみなさんも，将来コンサルテーションを受ける立場になったときは『前医は善意』を忘れずに対応しましょう．

〈宗像源之〉

【各論：コンサルテーションの実際と指導医が教えてほしいこと】

頭痛のコンサルテーション

矢野徹宏

① コンサルテーションの際は「年齢・性別」「レッドフラッグとなる病歴・検査結果」「現在の意識状態・バイタルサイン」「考慮される初期治療」を意識する

② 急ぐべき検査・治療を遅らせないよう，病歴聴取や身体診察の際は時間を意識する

③ 専門医が来るまでの初期治療についても，コンサルテーション時に相談する

例題

　19歳男性，4日前からの頭痛で近医を受診した．意識障害・項部硬直を認めたため救急車で転院搬送された．来院時，GCS E3V1M5，血圧151/72 mmHg，心拍数96回/分・整，呼吸数30回/分，SpO2 94％（室内気），体温39.9℃．

Q. この症例でコンサルテーションの前に必要な準備は何か？

1 コンサルテーションが必要な頭痛

　　頭痛で緊急のコンサルテーションが必要になる疾患には，くも膜下出血，巨細胞性動脈炎，一酸化炭素中毒，急性細菌性髄膜炎，椎骨脳底動脈解離，子癇前症，脳静脈洞血栓症などがあります．年齢や病歴から想定すべき疾患が変わります．コンサルテーションの際は，① 年齢・性別，② レッドフラッグとなる病歴・検査結果，③ 現在の意識状態・バイタルサイン，④ 考慮される初期治療の4点を意識するとよいと思います．

　　それでは，例題の患者さんでコンサルテーションをするための準備をしてみましょう．

2 コンサルテーションで必要な病歴聴取

　危険な頭痛であることを示唆する病歴はレッドフラッグと呼ばれており，これをチェックリストとして利用するとよいと思います（**表**）[1～3]．

　くも膜下出血，巨細胞性動脈炎は高齢者に，椎骨脳底動脈解離，脳静脈洞血栓症は比較的若年者に，子癇前症は周産期の女性に多いのですが，最初からないと決めつけずにすべての項目を確認しましょう．

　病歴聴取の際は，レッドフラッグの該当がないかどうかを中心に聞きますが，バイタルサインに異常があるときは検査・治療を遅らせないように，例えば頭部CTに移動する間などのスキマ時間で少しずつ聞くとよいでしょう．また，電子カルテにレッドフラッグのチェックリストを登録しておくと便利です．

表 頭痛のレッドフラッグのチェックリスト

	レッドフラッグ	疑われる疾患
□	突然発症，発症数分以内に痛みが最大になる	くも膜下出血，椎骨脳底動脈解離など
□	麻痺や腱反射亢進などの神経症状を伴う	椎骨脳底動脈解離など
□	50歳以降で初発の頭痛	くも膜下出血，巨細胞性動脈炎など
□	発熱を伴う，または免疫不全を伴う	髄膜炎
□	増悪する頭痛	非特異的な情報だが，重篤な疾患を示唆
□	顎跛行（食べものを噛んでいるうちに顎が疲れてきてしまう），筋痛，側頭動脈痛	巨細胞性動脈炎
□	集団発生	一酸化炭素中毒
□	妊娠中または出産後	子癇前症，脳静脈洞血栓症
□	過凝固状態	脳静脈洞血栓症

主訴：発熱を伴う4日前からの頭痛.

現病歴：4日前に頭痛と39℃の発熱が出現したが，インフルエンザ疑いでオセルタミビル（タミフル®）を内服しいったん解熱していた.

　　1日前に再度40℃の発熱と頭痛の増悪があり，本日近医を受診したところ項部硬直を指摘されて当院に転院搬送された.

既往歴：特になし.

薬剤歴：オセルタミビル（タミフル®），アセトアミノフェン（カロナール®）.

アレルギー：なし.

生活歴：喫煙なし，飲酒なし.

家族歴：免疫不全を含め，特記すべき家族歴なし.

　　ここではレッドフラッグのうち，発熱が該当します．ただし頭痛のレッドフラッグのうち，発熱は非特異的です．インフルエンザなどで高熱が出ると頭痛を伴うことがよくあるので，髄膜炎を疑う徴候がないかどうかを身体所見で確認することが大事です.

3 コンサルテーションで必要な身体診察

　　血圧と意識状態は頭痛の初期対応でとても重要です．そのほか，髄膜刺激徴候と四肢の筋力の評価を行った後，疑われる病態に特異的な所見をとりに行くようにしましょう．また，緊急症が疑われる場合は，身体診察に時間をかけすぎることのないように，採血などの処置と同時並行で行う，CTの準備ができるまでの待ち時間に行うなど，時間を意識した診療を心掛けましょう.

バイタルサイン（再掲）：GCS E3V1M5，血圧151/72 mmHg，心拍数96回/分・整，呼吸数30回/分，SpO2 94％（室内気），体温39.9℃.

身体所見：咽頭発赤なし，頸部リンパ節腫脹なし，呼吸音清，心雑音なし，腹部平坦・軟，下腿浮腫なし．項部硬直陽性，Kernig徴候陽性，Brudzinski徴候陽性，上腕二頭筋腱反射亢進，上腕三頭筋腱反射亢進，膝蓋腱反射亢進，アキレス腱反射亢進.

● 各疾患の典型的な身体所見

❶ 髄膜炎

　　例題の症例ではレッドフラッグで発熱が該当したので，髄膜炎を示唆する所見に注目します．髄膜刺激徴候はいくつかありますが，すべて体を前にかがめる動きで痛みが増悪することに注目してください．体を前にかがめるとき，脊柱よりも前にある構造物は緊張がとれ，逆に脊柱よりも後ろにある構造物は引っ張られて緊張します．脊柱よりも後ろにある髄膜で炎症が起こっているときは体を前にかがめると痛みが強くなり，後ろに反ると痛

みが改善するのです．このため，非常に典型的な髄膜炎の患者さんは三脚徴候といわれる独特の肢位（両上肢を後方外側につき，頸部を後屈させるような肢位．ある年代以上の方は，"武富士のTVコマーシャルのポーズ"といったらぴんとくるかもしれません．また同じ三脚徴候でも慢性肺疾患の場合には，両上肢を前についた姿勢をさします）をとるとされます．

❷ くも膜下出血

くも膜下出血では，意識障害と髄膜刺激徴候がみられることが多く，麻痺などの巣症状は明らかでないことが多いとされます．

❸ 巨細胞性動脈炎

巨細胞性動脈炎では，側頭動脈の触診で硬結や拍動を確かめますが，同部位にアロディニア（異感覚）があって触れただけで痛い可能性があるので，愛護的に診察しましょう．また視野障害もチェックしておきます．

❹ 一酸化炭素中毒

一酸化炭素中毒では，SpO_2は偽性高値になることがあるので注意が必要です．典型的には顔色は鮮紅色といわれますが，低酸素血症合併のため黒っぽい顔色不良を呈することもあります[4]．

❺ 椎骨脳底動脈解離

椎骨脳底動脈解離では，麻痺や小脳失調などの有無を確認します．

❻ 子癇前症

子癇前症では，高血圧，視野障害，呼吸音（肺うっ血所見）などを確認します[5]．血圧は収縮期血圧だけでなく，拡張期血圧が高くなる（$\geqq 120\,mmHg$）タイプもあるので注意しましょう．また以前の血圧との比較も重要です（妊娠20週より前にすでに高血圧だった場合は，子癇前症らしくない）．

❼ 脳静脈洞血栓症

脳静脈洞血栓症では，麻痺，痙攣の有無，意識障害などを確認します．

4 コンサルテーションで必要な検査

例題のつづき3

頭部CT：明らかな出血なし，その他異常所見なし．
血液ガス分析（室内気）：pH 7.477，$PaCO_2$ 30.6 Torr，PaO_2 88.8 Torr，$HCO_3{}^-$ 22.1 mmol/L，COHb 0.3 %，Lac 1.0 mmol/L．

● 各疾患で役立つ検査所見

❶ 髄膜炎

　急性細菌性髄膜炎の場合，来院後30分以内の抗菌薬投与が推奨されているので，**検査結果がそろうのを待たずに（ステロイドと）抗菌薬の投与についてコンサルテーションを行う必要があります**．髄膜刺激徴候が陽性であれば，髄液中に赤血球がある病態（くも膜下出血）か，白血球がある病態（細菌性髄膜炎，がん性髄膜炎，脳炎など）が鑑別になります．くも膜下出血にほかの病態による発熱が合併している可能性を除外しつつ，腰椎穿刺の禁忌である頭蓋内圧亢進の否定もかねて頭部CTを撮影します．例題の症例では髄膜炎の可能性が限りなく高く，この時点で初期治療の方針の確認のためコンサルテーションを実施します．

❷ くも膜下出血

　くも膜下出血の場合，CTで診断がつけられなければ腰椎穿刺をして[1]血性髄液・キサントクロミーがないか確認します．

❸ 巨細胞性動脈炎

　巨細胞性動脈炎は，血液検査で炎症反応の上昇があるかを確認します．

❹ 一酸化炭素中毒

　一酸化炭素中毒が疑われれば，血液ガス分析を行ってCOHbが高値であることを確認しましょう．動脈血液ガスでも静脈血液ガスでも診断できます[4]．また，一酸化炭素を経皮的に測る機械（SpO₂モニターの拡張機能としてついていることが多い）があれば，簡易検査として役立ちます．

❺ 椎骨脳底動脈解離

　椎骨脳底動脈解離が疑われる場合は，脳MRI，MRAを実施して診断しますが，筆者の施設では脳出血などを否定する意味で先に頭部CTを撮影することが多いです．

❻ 子癇前症

　子癇前症を疑う場合は，尿タンパク，血液検査（血小板数，クレアチニン，AST，ALT）を確認します．

❼ 脳静脈洞血栓症

　脳静脈洞血栓症を疑う場合はMRV（MRIで静脈を評価する）を撮像することで評価可能ですが，造影CTでも評価できることがあるので放射線技師に相談するとよいと思います．

5 コンサルテーションのタイミング

例題のつづき4

　この時点で急性細菌性髄膜炎が強く疑われ，内科（感染症内科）にコンサルテーションした．4日前からの急性の発熱・頭痛であること，意識障害と髄膜刺激徴候が明らかで深部腱反射も亢進していることを伝え，急性細菌性髄膜炎らしいことを共有した．初期対応として，血液培養2セット採取後にデキサメタゾン10 mgとセフトリアキソン2 gを投与し，腰椎穿刺を実施することについても了承を得た．

血液検査：WBC 16,700/μL，CRP 15.02 mg/dL，Na124 mEq/L.

髄液所見：初圧＞30 cmH2O，混濁（＋），細胞数43,600/μL，多核白血球多数，タンパク定量552 mg/dL，糖定量＜10 mg/dL.

　専門医とともに行った髄液検査は外観上も混濁しており，細菌性髄膜炎を疑う所見であったことから，PRSPカバー目的でバンコマイシン1.5 g（20 mg/kg）の投与も追加した．入院にて14日間の抗菌薬治療を継続され，後遺症なく退院された．

PRSP：Penicillin-Resistant *Streptococcus Pneumoniae*（ペニシリン耐性肺炎球菌）

● 各疾患での理想的なコンサルテーション

❶ 髄膜炎

　急性細菌性髄膜炎は内科的緊急症なので，専門医が院外から来る場合には，初期治療を開始しておく必要があります．ステロイド（デキサメタゾン）の投与は抗菌薬の前か同時であること，抗菌薬の量が通常よりも多いこと（髄膜炎用量）に注意が必要なので，できればコンサルテーションの時点で確認できているとスムーズだと思います．

> **処方例**
> ・デキサメタゾン（デカドロン®）　1回0.15 mg/kg　6時間ごと
> ・セフトリアキソン（ロセフィン®）　1回2 g 12時間ごと
> ・バンコマイシン　1回15〜20 mg/kg　12時間ごと
> 〔50歳以上ではリステリアもカバーするため，前述にプラスしてアンピシリン（ビクシリン®）1回2 g 4時間ごとも併用することが推奨されています〕[6]

❷ くも膜下出血

　くも膜下出血のコンサルテーションでは，CT所見のほかにその時点での意識状態が重要になってきます．また初期治療としてニカルジピンの持続投与などで血圧コントロールを行っておく旨を伝えましょう．また，降圧を開始後に，CTアンギオグラフィによる血管評価を進めておくなど，専門医が到着するまでにするべき検査についても確認できるとよいです．

❸ 巨細胞性動脈炎

　巨細胞性動脈炎のコンサルテーションでは，顎跛行・筋痛・側頭動脈周囲の痛み（圧痛やアロディニア）・側頭動脈の拍動消失などの特徴的な病歴・身体所見，その時点での視

野障害の有無を伝えます．非常に典型的な臨床像であれば血液検査の結果が出る前のコンサルテーションも考慮しましょう．失明の危険があることから，その時点でステロイド1 mg/kgの投与を開始したほうがいいか，専門医の到着まで待ってよいか相談できるとよいです．

❹ 一酸化炭素中毒

　一酸化炭素中毒のコンサルテーションでは，意識状態やCOHbの値を伝えます．一般的にはCOHbが25％以上（妊婦の場合は20％以上）で高圧酸素療法を検討するので，念のため高圧酸素療法が実施可能かどうか（認知症，閉所恐怖症，気胸などの呼吸器疾患の既往・手術歴の有無，刺青の有無）をチェックしておくとさらによいと思います．専門医の到着まで，SpO2の値にかかわらず高流量の純酸素投与[4]を行います．

❺ 椎骨脳底動脈解離

　椎骨脳底動脈解離のコンサルテーションでは，MRAや造影CTの検査結果を伝え，現在の麻痺の有無や意識状態を伝えるとよいと思います．

❻ 子癇前症

　子癇前症のコンサルテーションでは，妊娠（産後）何週なのか，妊娠・分娩の既往があるか（あれば周産期の問題があったかどうか）とあわせて，現在の血圧（拡張期血圧も重要），視覚症状の有無，上腹部痛の有無を伝えましょう．尿タンパク，血小板数，クレアチニンの検査を進めつつ，超音波検査ができるようにセッティングしておくとよいと思います．

❼ 脳静脈洞血栓症

　脳静脈洞血栓症のコンサルテーションでは，画像所見と現在の麻痺の有無，血栓素因があるかどうかについて伝えるとよいと思います．

6　コンサルテーションドリル

問題1

　63歳女性．特記すべき既往歴はない．1時間前，洗顔後に頭のなかでパキッという音が聞こえたあとから激しい頭痛に襲われた．頸部を動かすと嘔気が増悪して嘔吐するというエピソードを3回くり返し，自力歩行できないため救急要請した．頭痛はこれまで経験したことのないような激しい痛みであり，痛みは約1分でピークに達した．痛み自体はよくも悪くもならずずっと続いている．

　意識はGCSでE3V5M6，血圧200/140 mmHg，脈拍数90回/分，呼吸数24回/分，体温36.5℃，SpO2 96％（室内気）．

　明らかな構音障害や麻痺はない．

Q1：この症例のレッドフラッグは何か？ すべて選べ．

ⓐ 突然発症，発症数分以内に痛みが最大になる

ⓑ 麻痺や腱反射亢進などの神経症状を伴う

ⓒ 50歳以降で初発の頭痛

ⓓ 発熱を伴う，または免疫不全を伴う

Q2：頭部CTでくも膜下腔の高吸収域を確認した．この症例を脳外科医にコンサルテーションする際，正しいのはどれか？

ⓐ 多少時間がかかってもMRAで脳動脈瘤の位置を確認してからコンサルテーションする

ⓑ 降圧薬を使用して血圧を下げながら脳外科医の到着を待つ

ⓒ 意識障害や麻痺がなく軽症例なので，希望があればいったん帰宅させて翌朝コンサルテーションする

ⓓ 腰椎穿刺で血性髄液があることを確認してコンサルテーションする

問題2

83歳男性．脂質異常症で近医通院中．ADLは完全自立している．本日起床時は全く症状がなく，娘と買いものに出かけようとしていた．娘が雪に埋もれた自車の雪かきをしている間，車内でエアコンをつけて待機していた．約40分後，雪かきを終えた娘が確認すると本人が頭痛を訴え，ややぼーっとしているように見えたので，そのまま自車に乗って約20分後に救急外来を受診した．娘自身も軽い頭痛を自覚している．本人によると今まで経験のない頭痛が増悪しており，浮動性めまいと軽い嘔気を伴うが，特に頭痛以外の疼痛はない，とのこと．

意識はGCSでE3V4M6，血圧140/80 mmHg，呼吸数24回/分，SpO2 99％（室内気），体温36.5℃．

明らかな構音障害や麻痺はない．動脈血を採取して血液ガス分析の結果を待っている．

Q3：この症例のレッドフラッグは何か？ すべて選べ．

ⓐ 麻痺や腱反射亢進などの神経症状を伴う

ⓑ 増悪する頭痛

ⓒ 顎跛行，筋痛，側頭動脈痛

ⓓ 集団発生

Q4：血液ガス分析でCOHbが25％であった．この症例を専門医にコンサルテーションする際，正しいのはどれか？

ⓐ COHb 25％の傷病者が2名いると伝える
ⓑ 二酸化炭素中毒を疑っており，現在のSpO2は室内気で99％であることを伝える
ⓒ 専門医が到着するまで，SpO2 94％以上を目標に必要に応じて酸素を投与する
ⓓ 専門医が到着するまで，SpO2が100％であっても10 L/分で酸素を投与する

● 問題1の解答・解説

A1：ⓐ 突然発症，発症数分以内に痛みが最大になる／ⓒ 50歳以降で初発の頭痛
A2：ⓑ 降圧薬を使用して血圧を下げながら脳外科医の到着を待つ

　頭部CTによりくも膜下出血が確定したので早期の脳外科コンサルテーションを行い，血圧管理を優先しつつ，今後の検査・治療方針について相談できるとよいでしょう．意識障害が重度になると重症すぎて治療適応から外れてしまうこともあります．意識がよいほうがよい治療対象であり，期を逸することのないようコンサルテーションしましょう．CTでくも膜下出血が陽性であれば腰椎穿刺は必要ありません．

● 問題2の解答・解説

A3：ⓑ 増悪する頭痛／ⓓ 集団発生
A4：ⓓ 専門医が到着するまで，SpO2が100％であっても10 L/分で酸素を投与する

　排気口が雪に埋もれているのに自動車のエンジンをかけると，排気ガスが車内に充満して一酸化炭素中毒を起こしやすくなります．娘も車内で一酸化炭素に曝露していると考えられます．ただし曝露時間は短く，83歳男性は血液ガス分析でCOHbが25％でしたが，娘のCOHbは別途測定して評価すべきです．一酸化炭素中毒の際は，SpO2は偽性高値を示すことがあるので，高流量酸素投与を実施しましょう．なお，ⓑの二酸化炭素中毒はドライアイスの運搬中などに発生することがありますが，一酸化炭素中毒とは別の病態です．

おわりに

　緊急性の高い頭痛で圧倒的に頻度が高いのはくも膜下出血であり，くも膜下出血は多少病歴が非典型的でも疑う価値があります．また，くも膜下出血に伴う健忘はときに遭遇することがあり，診察時に本人が意識清明だったとしても，家族などの目撃者がいる場合はその人から改めて病歴をとることが重要です．

くも膜下出血以外の緊急度の高い疾患は，疑わなければ診断できないものが多く，抜けがないようにチェックリストを活用するとよいでしょう．

引用文献

1）Godwin SA, et al：Clinical Policy：Critical Issues in the Evaluation and Management of Adult Patients Presenting to the Emergency Department With Acute Headache. Ann Emerg Med, 74：e41-e74, 2019（PMID：31543134）

2）「ジェネラリストのための内科外来マニュアル 第2版」（金城光代，他/編），医学書院，2017

3）Dodick DW：Pearls：headache. Semin Neurol, 30：74-81, 2010（PMID：20127586）

4）Ernst A & Zibrak JD：Carbon monoxide poisoning. N Engl J Med, 339：1603-1608, 1998（PMID：9828249）

5）Raffaelli B, et al：Characteristics and diagnoses of acute headache in pregnant women-a retrospective cross-sectional study. J Headache Pain, 18：114, 2017（PMID：29285572）

6）Tunkel AR, et al：Practice guidelines for the management of bacterial meningitis. Clin Infect Disl, 39：1267-1284, 2004（PMID：15494903）

Profile

矢野徹宏（Tetsuhiro Yano）

福島県立医科大学附属病院 救急科
FACE（Fukushima Advanced Course by Experts）や福島診断推論セミナーという，主に医学生・研修医向け勉強会で司会進行などのお手伝いをさせていただいています．救急と総合診療に興味があり，日々悩みながら楽しく診療しています．

【Consultation Column ②："搬送"の際に考えておきたいこと】

山間部や離島の診療所に勤務すると，患者さんを救急施設に搬送するために数時間を要することもあります．そこには2つ大きな問題をはらみます．

1つは，搬送先までの患者さんの病状の安定化です．コンサルテーションする医師は，患者さんを搬送先に無事到着させる責任があります．規模こそ異なりますが，これは院内でのコンサルテーションでも同様です．上級医／専門医に引き継ぐまで病状を安定化させなければなりません．それには初期対応が重要です．

もう1つは，山間部の診療所で搬送のためにその地区唯一の救急車を使用した場合，往復の数時間その地区に救急車が不在になるのです．こんなことまで考えたことがありますか？

〈宗像源之〉

【各論：コンサルテーションの実際と指導医が教えてほしいこと】

急性腹症のコンサルテーション

佐竹秀一

① まずはバイタルサイン！ 急ぐのかどうかの判断を

② 所見を客観的に口頭で話せるようにしよう

③ 腹部エコーは聴診器並みの手軽さ．コンサルテーション前に全例施行すべし！

④ アセスメントプランを考えてコンサルテーションしよう

はじめに

　　この稿では外科にコンサルテーションする病態で多い急性腹症についてお話ししていきます．指導医（または各科の医師）にどのタイミングでコンサルテーションすればよいのか，コンサルテーション前にはどのようなことを行っておいた方がよいのかについて一緒に勉強していきましょう．主に心得の話であり，疾患各論や治療法については触れませんので成書で勉強してください．

例 題

以下，午前2時，研修医（研）と前日当直明けで帰った外科指導医（指）のやりとりです．

研「先生，当直明けのところすいません．急性腹症の患者さんを診てほしいのですが…」

指「夜中に大変だね．ちょっと寝ぼけてるけど大丈夫だよ．で，どんな患者さん？」

研「75歳の男性です．下っ腹が張って痛くてしょうがないと言ってます」

指「バイタルサインは」

研「あ，…（2分後）…血圧130/50 mmHg，脈拍数70回/分，呼吸数14回/分，SpO2 99％です」

指「ショックじゃなさそうね．腹部の所見は？」

研「臍から下が全体的に膨瘤しています．筋性防御はなさそうです」

指「外科回ったばかりだから所見は大丈夫だね．エコー所見は？」

研「あ，やってません．…（2分後）…膀胱に尿がたくさん溜まってます」

指「尿閉だったのかな．既往で前立腺肥大とかなかったの？」

研「あ，…（1分後）…前にも何回か同じ症状あって導尿してもらったそうです．そっか，尿閉ですね．ありがとうございます」

指「よかったね．フォーレ入らなかったら連絡して．じゃあもう寝るよ〜」

Q．研修医の対応はどこが問題だっただろうか？

1 急性腹症のコンサルテーション前に考えること

　大前提ですが，夜中にコンサルテーションすること自体は悪いことではありません．もし時間帯を理由に怒る指導医がいればその医師は信用しなくてよいです（言ってしまったっ）．しかし，皆さんが指導医になったら眠いからといって後輩を怒らないでくださいネ．

　さて，例題ではどこに問題があったのでしょう？筆者が指導医としてよく経験するのが「診断に近づくための情報収集が不十分なコンサルテーション」です．今回の場合，研修医は自分で尿閉の診断はできる技量をもっていました．しかし，たどり着くまでの情報収集（バイタルサイン・既往歴・エコー）が不十分であったために意味のないコンサルテーションとなってしまったわけです．

　「急性腹症」の難しさは鑑別疾患が膨大にあり，また多科にわたるところにあります．学生時代の臓器別の考えから，症状別に考えることが必要とされ，また，commonなものから鑑別していくのか，criticalなものを除外していくのか，といった頭の切り替えも必要となります．

2 コンサルテーションで必要な病歴聴取

1) まずはバイタルサイン！急ぐのかどうかの判断を

　患者さんに会って病歴聴取といきたいところですが，まずはバイタルサインを確認しましょう．すでに看護師さんに測ってもらっていることも多いですが一般的なA（気道）・B（呼吸）・C（循環）・D（意識）を確認しつつ，顔色・冷汗など，「急がなきゃまずい」かどうかを判断しスタッフと状態を共有します．

　ここでショックを疑った際はこの時点で指導医（または周囲の上級医）へコンサルテーションし，ショックであることをきちんと伝えましょう．そのうえで患者さんの状態安定化へ向け処置を開始します．バイタルサインが落ち着いている場合は以下の病歴聴取へと移っていきます．

2) しっかりとした病歴聴取を行い，疑わしき疾患を鑑別する

　　病歴は抜けのないように聞いていきます．一般的にはSAMPLE（**表1**）のゴロで聴取すると抜けがないでしょうか．その他GUMBA・BAGMASKなどのゴロもありますので興味のある方は調べてみてください．既往では糖尿病（ケトアシドーシス？）や狭心症（心筋梗塞？）など，腹部以外の疾患で腹痛をきたすものについても聴取します．腹痛を呈する主な疾患とキーワードを**表2**に示します．

3 コンサルテーションで必要な身体診察

　　診察手技についてはここでは触れませんが，次の2点に気をつけてください．

1) きちんと所見をとれるようにしよう

　　「腹部は所見なし」，と研修医．指導医が診察したらカチカチの鼠径ヘルニア嵌頓だった，なんてこともたまにあります．腹部のみではなく胸部・背部，時には下着を下ろしてしっ

表1 病歴聴取に役立つ "SAMPLE"

Symptoms	主訴
Allergy	アレルギーの有無
Medication	内服歴・注射歴
Past medical history & Pregnancy	既往歴・妊娠歴
Last oral intake	最終経口摂取
Event	状況（現病歴）

表2 腹痛を呈する主な疾患とキーワード（必ずしも，ではないので注意）

疾患	キーワード
穿孔性腹膜炎	便秘，消化管潰瘍・憩室の既往
上腸間膜動脈閉塞	高齢者，心房細動
アニサキス	魚の摂取，じんましん
急性虫垂炎	心窩部痛から右下腹部痛へ移動
尿管結石	明け方，突然の腰・背部〜下腹部痛
閉鎖孔ヘルニア	やせた高齢女性，手術歴のない腸閉塞
急性膵炎	大酒家，上腹部痛，背部痛
急性胆嚢炎・胆管炎	食後数時間での発症，胆石の既往
腹部大動脈瘤（切迫）破裂	下腹部痛・腰痛
異所性妊娠	妊娠の有無，月経歴・性状
卵巣腫瘍（嚢腫）茎捻転	卵巣腫瘍（嚢腫）の存在

かり鼠径部も診察することが重要です．ただし，患者さんのプライバシーには留意してくださいね．

2) 所見を客観的に口頭で話せるようにしよう

「腹部の上の方が，痛くなったり痛くなくなったり」ではなく，「上腹部の間欠痛」のように部位と性状をしっかり言えるようにし，指導医との伝言ゲームがうまく進むようにしましょう．同様に痛みの性状もOPQRST＋NRS（表3）で客観的に評価することを心がけてください．

4 コンサルテーションで必要な検査

1) 腹部エコーは聴診器並みの手軽さ．全例施行すべし！

現在，ほとんどの医療施設ではエコーが置いてあるはずですが，エコーを多用する研修医は少ない印象を受けます．侵襲もほぼなく簡易に施行できるデバイスですので，腹痛の患者さんには全例エコーを使用してください．筆者はRUSH※＋各臓器，で緊急性の否定や見逃し防止を指導しています．日々の診療のなかでコツコツ施行することで技術・スピードが上がっていきます．

2) その他の検査

採血・心電図・腹部X線・CTなど，状況によって検査を選択します．造影CTでは造影剤アレルギー・腎機能を確認してから施行を検討します．迷った際はこの時点で指導医に相談しましょう．

検査オーダー時の心得としては，「わからないからいろいろ検査しよう」ではなく，「この疾患を疑うので確定の意味でこの検査を行おう」と目的をもつことです．

表3 痛みの病歴聴取

OPQRST	
Onset	発症様式
Palliative/Provocative	増悪・軽快因子
Quality/Quantity	症状の性質・程度
Region/Radiation	場所・放散の有無
Severity	重症度
Time	時間経過
NRS（Numerical Rating Scale）	
0が痛みなし・10が最大の痛みとして，現在の痛みがどの程度かを指し示す	

> ※コラム：RUSH
> 外傷のエコー法であるFAST（focused assessment with sonography for trauma）はご存じかと思います．RUSH（rapid ultrasound for shock and hypotension）は内因性のショック鑑別のエコー法です．① ポンプ（心機能・閉塞性ショック），② タンク（循環血液量），③ パイプ（大血管・血管抵抗）の３つを調べます．「ポンプ」は心膜液貯留・左室収縮能・右室負荷についての評価を行います．「タンク」は下大静脈の評価，FASTと肺エコーで出血・緊張性気胸を評価します．「パイプ」は大動脈瘤・大動脈解離・深部静脈血栓症を評価します．

5 コンサルテーションのタイミング

1）腹痛にとらわれず，ほかの重症疾患を否定する

　　　一通り診察が終わったところで，もう一度「腹痛＝腹部疾患」でよいのか？ を考えましょう．鑑別にあがるものがあれば再度病歴聴取に戻り検査まで進めていきます．

2）どのタイミングが適切か？

　　　タイミングとしては，① 緊急を要する状態のとき，② 検査を施行するか悩むとき，③ 検査の結果を踏まえて，があります．患者さんの状態・自分の力量で①〜③を検討します．各研修病院の方針により，必ずしもこうするというものがあるわけではないので，普段から指導医とタイミングについて打ち合わせておくとよいと思います．

　　　ここでのポイントは「自分なりのアセスメントプランを考えて述べる」ことです．まだ施行していないのでアクシデントにはなりません．自分の意見を述べたうえで指導医方針を聞き，修正を行ってください．

6 コンサルテーションドリル

問題

　85歳女性．午前中より急な下腹部痛を訴え午後に病院を受診した．

　外科指導医は手術中で対応できず，看護師より「待てそうな患者さんです」との情報をもらったため，まず研修医が診るように言われ診察することとなった．

① 13時30分…看護師の測定したバイタルサインを確認．血圧120/50 mmHg，脈拍数100回/分，体温38.0℃，SpO2 97％（room air）とのこと．

② 13時50分…研修医接触時，患者さんは車椅子上でJCS1．顔面蒼白・冷汗あり・苦悶様．橈骨動脈はかろうじて触知．すぐにベッドに横にしバイタルサイン再測定，血圧80/50 mmHg，脈拍数120回/分，SpO2 97％（room air）．下肢挙上しつつ末梢ルート確保の準備を指示．

③ 14時00分…ルート確保終了，補液を全開で投与しつつ診察を開始．下腹部の全体的な痛みを訴える．腹部は板状硬・筋性防御あり．最終排便は3日前，便秘気味とのこと．

④ 14時20分…急速輸液後血圧120/60 mmHg, 脈拍数90回/分となったため腹部CTを施行, 腹腔内にfree airを認め, ダグラス窩に液体貯留を認めた. その他血管・臓器とも見える範囲で有意な所見はなし. 以上より消化管穿孔・ショック状態（現在改善傾向）と判断.

⑤ 14時30分…患者さん・家族へ診断を伝え, 緊急手術の説明を行った.

Q1：コンサルテーションするタイミングはどこが適切か？
ⓐ ①の後
ⓑ ②の後
ⓒ ③の後
ⓓ ④の後
ⓔ ⑤の後

Q2：研修医の診察で抜けている重要な項目はどれか？ 2つ選べ.
ⓐ 家族歴
ⓑ 呼吸数
ⓒ 妊娠の有無
ⓓ 腹部エコー
ⓔ 脳神経（Ⅰ～Ⅻ）の異常所見の確認

Q3：研修医の対応で好ましくないものはどれか？
ⓐ ①の対応
ⓑ ②の対応
ⓒ ③の対応
ⓓ ④の対応
ⓔ ⑤の対応

● 問題の解答・解説

A1：ⓑ ②の後

　消化管穿孔の症例でした. 看護師さんの接触時のバイタルサインと研修医接触時のバイタルサインに変化がみられています. ショック症状に気づきバイタルサインを再測定, その後も適切に対応しショック状態を離脱させた研修医は素晴らしいですね.

　さて, コンサルテーションのタイミングはどこが適切だったのでしょう？ 研修医の力量・指導医との信頼関係もありますので一概には言えませんが, 答えは②でショックと気づいた段階でコンサルテーションです. 結果的にバイタルサインは安定しましたが, この

まま崩れた際は意識レベル低下，心肺停止にもなりかねない状態であり，その際には人手を要することもあります．

指導医としては看護師さんから「待てる患者」という情報しか入っていなかったため，研修医に初診を任せたのかもしれません．はじめからショックであれば別な対応をとったと思います．ゆえに「ショックです」という緊急状態を，より早く指導医に伝えるべきです．

A2：ⓑ 呼吸数／ⓓ 腹部エコー

問題文のみだとスムーズにみえますが，いろいろ抜けがあります．選択肢はいずれも「とってはいけない」ものではありません（85歳の妊娠の有無…）が，そのなかでも本症例で絶対に必要なものを選びます．

看護師さんのバイタルサインでは呼吸数が情報に入っていないことが多いです．SIRSの診断基準やqSOFA，A-DROPなどのスコアリングにも呼吸数は含まれていますので，日々確認するようにしましょう．また前述の通り，エコーは必須です！

A3：ⓔ ⑤の対応

研修医がどこまでやってよいか，を問う問題です．これも個々の力量と指導医の関係によって変わります．症例ではおそらく緊急手術になるでしょうが，上部消化管の穿孔や腸間膜への穿通であった場合，保存的に治療できる場合もあり，手術適応の判断は外科医に任せるべきです．安易に診断を伝えることは，間違っていた際にトラブルとなるケースもありますのでインフォームドコンセントの際は指導医の許可をもらってから行うことが安全です．

接遇力は知識・技術とまた異なった分野ですので，指導医のインフォームドコンセントにどんどん同席し上手な説明を吸収してください．

おわりに

コンサルテーションをした際は指導医の診察に同席しスキルを譲受するようにしましょう．時間がなければ後日でも構いませんので必ずフィードバックを受けてください．

知識（evidence based medicine）も大切ですが，経験も大切です（experience based medicine）．難しい症例や患者急変時など，修羅場にはどんどん顔を出し経験値も積んでください．いつか皆さんの役に立つ日が必ず来ます．

■ 引用文献

1）「救急診療指針 改訂第5版」（日本救急医学会／監，日本救急医学会指導医・専門医制度委員会，日本救急医学会専門医認定委員会／編），へるす出版，2018

2）「内科救急診療指針 2016」（日本内科学会 認定医制度審議会 救急委員会／編），総合医学社，2016

■ 参考文献・もっと学びたい人のために

1）「PEMEC ガイドブック 2017」（日本臨床救急医学会／監，日本臨床救急医学会 PMEC 検討小委員会／編，日本臨床救急医学会 小児救急委員会／編集協力），へるす出版，2017
   ↑救急隊向けですが，内因性疾患で急ぐ患者なのかどうかを STEP 分けしてあります．ボリュームも少ないのでさくっと読めると思います．

Profile

佐竹秀一（Shuichi Satake）

福島県立南会津病院 外科・救急科
自治医科大学卒業．外科専門医・救急科専門医
「田舎外科医」として，訪問診療から3次救急まで科にとらわれない医療を楽しんでいます．座右の銘は「医は仁術」．プライベートでは5人の父であり，休みの日には庭バーベキュー（サバイバル？）をしながら賑やかな毎日を送っています．

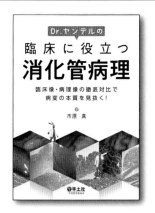

【各論：コンサルテーションの実際と指導医が教えてほしいこと】

創傷のコンサルテーション

佐竹秀一

① まずはバイタルサイン！　コンサルテーション前に活動性出血は止血を！

② 縫合が必要な創は全例コンサルテーションする

③ 受傷機転が最重要情報

④ 他にも隠れた外傷・異物はないか確認を

▮ はじめに

　　この稿では創傷のコンサルテーションについて解説します．基本的な考え方は急性腹症のコンサルテーションと共通になります．ただ，創傷，といってもさまざまなものがあり，一様に「こうすべし」と言えるわけではありません．筆者としては，見ていない創を研修医一人に縫合させる勇気はありません（おそらくほかの指導医もそうでしょう）．よって，縫合が必要な創は一度コンサルテーションするのが無難です．

　　ここでは急性創傷コンサルテーション前に行うことは何なのか？ について勉強していきましょう．

例題

研修医（研）と指導医（指）のやりとりです．
研「先生，怪我の患者さんが来ているのですが」
指「どんな状態だい？」
研「包丁で手を切ったようです．創は右手にスパッと切った感じでなんと言ってよいのやら…」
指「ん〜，よくわからないなぁ．まあ一度見に行くよ．後でお勉強ね」

Q.　研修医はどのように伝えればよかったのだろうか？

---

1 コンサルテーションで必要な病歴聴取

1) まずはバイタルサイン！ 活動性出血は止血を

　　創傷で気をつけることは活動性の出血もバイタルサインと考えることです．出血していたらまず止血を優先させます．止血方法には直接圧迫法，止血帯の使用（ターニケット），血管クランプ・結紮・縫合，などがありますが，方法は成書をご参照ください．止血困難が予想される場合にはこの時点で指導医にコンサルテーションします（図1）．

2) 受傷機転を詳細に聴取する

　　創傷で必要な病歴で特に重要なのは受傷機転です．どのような状況で受傷したのかを詳細に聞きましょう．高エネルギー外傷では隠れた重症外傷があるかもしれません．地面が砂だった，刺さった木の枝は先端が折れていた，などで異物の可能性を予想します．また，転倒はつまずいてなのか・気が遠くなってなのか，などにより内因性の可能性を予想します．

　　その他，抗凝固薬の内服歴，局所麻酔薬のアレルギー歴など，処置の際に影響を及ぼすものについても聴取しておきましょう．

2 コンサルテーションで必要な身体診察

1) 創の観察

　　創の種類（表）・大きさ・深さを評価します．創のもとにポケットがある際は，その大きさをだいたいでよいので計測します（大きい場合はドレーン留置が必要）．創周囲組織の挫滅はないか，汚染や異物はないかを確認します．

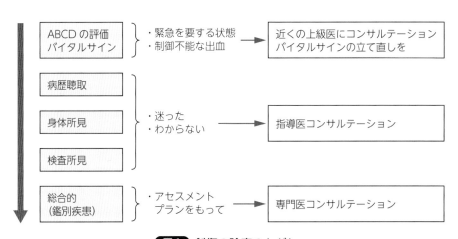

図1 創傷の診察のながれ

2) ほかにも隠れた外傷・異物はないか確認を

　　創の深さが皮下を超える際は腱・筋・神経・血管・骨などの損傷がないか確認します．四肢の場合，末梢の運動・感覚障害や血流障害の有無も確認します．

　　どうしても派手なところに目が行きがちですが，受傷機転から疑うほかの外傷についても全身観察で見落としがないようにします．

　　「頭をぶつけて切った高齢者で無症状の頸椎骨折」なーんてこともたまにありますヨ．

3　コンサルテーションで必要な検査

　　出血量が多そうだったり，抗凝固薬服用中であれば採血を考慮します．異物の可能性・骨折の可能性もある受傷機転であれば画像検査も考慮します．X線で骨折がなさそうでも後日方向を変えた撮影やCTで細かい骨折が見つかることがありますので，断定はせず「明らかな骨折なし」としておくのがよいでしょう．

4　コンサルテーションのタイミング

　　図1の通り，① 緊急を要するとき・出血が制御不能なとき，② 対応に迷ったとき，③ アセスメントプランを立てた後，がタイミングとして考えられます．指導医が来るまでの間，活動性出血への圧迫止血は忘れないでください．また，異物除去の際に血管損傷・神経損傷を起こす可能性もありますので，まずは止血以外の処置は行わず指導医に見てもらうことをお勧めします．

表　主な創の分類

創	創の状態	ポイント
切創	鋭利な刃物などで切ったもの	創面は滑らか
刺創	鋭利なものが刺さったもの	創口は小さいが深い
裂創	ねじれ・過伸展などにより皮膚組織がさけたもの	創面が合わせられないことあり
割創	たたき割られたもの	創面は不整
擦過創	表皮・真皮の一部が剥離したもの	いわゆる擦り傷．縫合の必要なし
咬創	動物（人も含む）に咬まれたもの	創が深く感染を起こしやすいため，十分な洗浄を要する
挫傷	打撃で軟部組織が損傷したもの	体表には創はない

5 コンサルテーションドリル

問題

　60歳男性，15時，つまづいてアスファルト上で転倒，顔に創ができた（図2）と来院．意識消失なし．

　意識清明，バイタルサインに異常なし．既往特になし．その他診察では気になるものはなし．

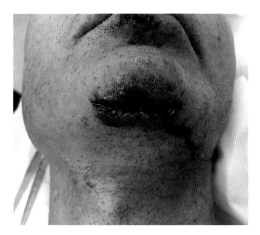

図2 60歳男性・来院時所見

Q：この患者について，創の状態を含め指導医へ電話でコンサルテーションを行いなさい．

● 問題の解答・解説

　創の状態・緊急度を正しく判断し，かつわかりやすく伝えることができるでしょうか？

　図2を見ると顎にザクザクしたキズがありますね．これは裂創です．長さは3 cmくらいでしょうか？よく見ると中にプチプチしたもの，脂肪が見えますので深さは皮下までです．縫合の必要がありそうです．左にうっすら流れるような出血があります．静脈性でしょうか？

　よく見ると下唇にも擦り傷がありますね．

　電話で話すなら，下記のようになるでしょうか．

A：
「60歳男性，下顎裂創の患者さんです．受傷時間は15時，つまづいてアスファルト上に転倒したものです．意識消失はありません．現在は意識清明，バイタルサインに異常はありません．オトガイ下に長さ3cm・皮下までの裂創があり軽度静脈性の出血を認めます．縫合が必要そうです．また，下口唇に2cm大の擦過創があります．その他所見はありません」

　普段から専門用語になれておき，客観的に状況を共有できるようにしておきましょう（患者さんに専門用語はダメですよ）．

引用文献

1）「救急診療指針 改訂第5版」（日本救急医学会/監，日本救急医学会指導医・専門医制度委員会，日本救急医学会専門医認定委員会/編），へるす出版，2018

参考文献・もっと学びたい人のために

1）「外傷処置・小手技の技＆Tips 改訂第2版」（岡崎 睦/編），メジカルビュー社，2019
　↑実際の創処置についてわかりやすく書かれています．

Profile

佐竹秀一（Shuichi Satake）
福島県立南会津病院 外科・救急科
詳細はp.688参照．

【Consultation Column ③：行間を読む！】
将来，コンサルテーションを受ける立場になったときに覚えておいてほしいのですが，コンサルテーションの行間にはいろいろな意味があります．
「診療のために専門医のアドバイスをいただきたい」・「診療のすべてをお願いしたい」…紹介状には書いていないこともたくさんあるのです．
コンサルテーションを受けたら主治医も同然！ 口だけ出すのではなく，積極的に手足を動かしましょう！　　　　　　　　　　　　　　　　　　　　　　　　　　　〈宗像源之〉

【各論：コンサルテーションの実際と指導医が教えてほしいこと】

運動器の痛みの
コンサルテーション

林　聖也

① 整形外科へのコンサルテーションの要は専門的処置が必要な運動器の痛みであるかどうか

② 早急な外科的処置が必要な運動器疾患を想定したら即コンサルテーション

はじめに

　腰が痛い，足をひねった，ぶつけてから動かせない…運動器の痛みにはよく遭遇します．しかし，保存的加療でよいのか，緊急手術や入院の適応なのかなど，コンサルテーションするべきなのはどのような場合か困りますよね．そういった状況で，どう考え対応すればよいかの指針となれるよう，基本的事項をあげて説明してみますので，参考になれば幸いです．

> **例題**
>
> 　75歳男性．昨日の日中，自宅で重い物を持ち上げようとした際に腰に激痛が生じた．以後体動困難となり，日常生活を送ることができないため家人に連れられて来院した．
>
> Q．何を目的にコンサルテーションするか？　それにあたって必要な情報は何か？

1　運動器の痛みを診たら…

　運動器の痛みを訴える場合，基本的には疼痛誘発動作を回避しながらの安静，鎮痛薬の使用，バンドなどでの固定で疼痛緩和・寛解が期待できます．しかし運動器以外の要因で同部位の疼痛を生じることもあり，鑑別を怠ると思わぬ落とし穴に陥ります．疼痛の原因

に対してしっかりと鑑別疾患をあげ，根拠をもって運動器の痛みであると判断することが重要です．

 ここがポイント

> 運動器由来の症状であることの根拠をもち，緊急疾患を見逃さない．

2 コンサルテーションで必要な病歴聴取

　運動器の痛みは大半が詳細な病歴聴取で診断に迫れます．痛みのOPQRST[1]〔「急性腹症のコンサルテーション」表3（p.684）を参照〕を確認しながら，どの部位にどのような外力が生じたのか，体動時痛のみか安静時痛を伴うのか，運動麻痺や感覚障害をきたしていないかなどを把握することは，コンサルテーションが必要な疾患を疑ううえで有用です．

　さらに，**既往歴や内服薬を確認し**，心血管病変，糖尿病，膠原病など，疼痛の原因として動脈性疾患や感染症といった運動器以外の要因が想定されるかについても検討できるとよいでしょう．

 ここがポイント

> 病歴だけで疾患が想定できるように詳細に聴取する．

例題のつづき1

　腰痛は20 kgの箱を前屈みで持ち上げようとした瞬間に発生した．以後，体幹の前後屈や左右へ捻る動作で激痛が生じ，坐位からの立位，寝返り動作などが自力では困難となった．姿勢を変えずにしばらく安静にしていると疼痛は消退するが，動こうとするとNumerical Rating Scale（NRS）8程度の腰痛が生じる．下肢のしびれの自覚はない．
既往：高血圧症　**内服薬**：アムロジピン5 mg 1回1錠 1日1回　朝食後

3 コンサルテーションで必要な身体診察

　バイタルサインとショック徴候を確認し，重篤な疾患の可能性を検討することは必須です．運動器のみに気をとられることなく，動脈瘤破裂による腰痛，化膿性関節炎に伴う敗血症など緊急疾患をきたしていないかは常に考えましょう．

　次に，疼痛部を触り，動かし，他覚的に**圧痛の有無**や**疼痛誘発動作**を確認してください．骨折であれば基本的に局所の圧痛を伴います．整形外科診察法には名の付く診察法が多数ありますが，名称を覚えずとも「○○動作をしたときに△△の部位に××の痛みが出る」と把握できれば問題ありません（図1）．また，疼痛部以外の部位も可能な範囲で触診・打診を行い，その他の異常所見がないかも確認を心掛けましょう．

　疼痛部の発赤・腫脹・熱感を確認し，感染症を疑った場合は穿刺，関節内洗浄など専門

A) Jackson test 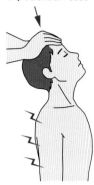 **B)** Neer test 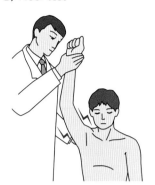 **C)** Lasègue sign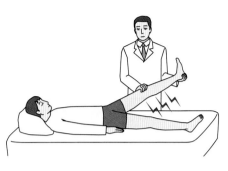

図1 名称のある整形外科診察法

A）頸部伸展位で前額部を圧迫すると上肢に放散痛が生じる，

B）上肢を他動的に挙上すると肩痛が生じる，

C）下肢伸展位で他動的に股関節を屈曲すると下肢痛が生じる，

などと表現できればよい．

文献2〜4を参考に作成．

的処置が必要になりますので，即座にコンサルテーションします．

　しびれや運動麻痺を伴う場合，神経障害の可能性があり，早急に神経圧迫解除処置など
を要します．疼痛部近傍に神経学的異常所見がある場合は迅速にコンサルテーションしま
しょう．

 ここがピットフォール

疼痛部以外の所見を見落とさない！

 ここがポイント

感染や神経異常所見に注意する．

例題のつづき2

バイタルサイン：体温36.7℃，脈拍数82回/分，血圧132/80 mmHg，呼吸数12回/分．

身体所見：冷汗や顔面蒼白所見は認めない．

　自力での体位変換は非常に緩徐な動作で可能．

　下肢伸展挙上：右90°疼痛なし，左60°で腰痛あり．

　腰部の触診で第4腰椎左側部に圧痛あり，脊椎叩打痛もあり．

　腫脹・発赤・熱感は認めない．

　肋骨脊柱角叩打痛なし．

　膝関節・足関節・足趾の自動運動は良好に可能．

　下肢腱反射にて左右差や病的反射は認めない．

　両下肢の感覚左右差や筋力低下も認めない．

A) 初診時X線

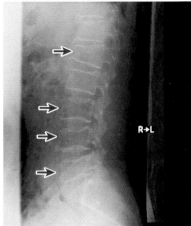

B) 再診時X線

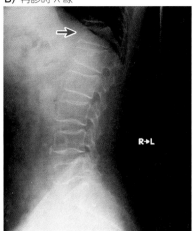

C) MRI

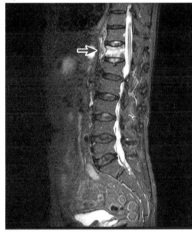

図2 新規脊椎圧迫骨折
例題とは別の症例.
A) 初診時のX線では陳旧性骨折 (➡) を認めるが, 新規骨折部位は不明瞭.
B) 数日経過後の再診時X線で明確な椎体の新規圧迫骨折所見を認めた (➡).
C) MRIでは所見が明らかである (➡).

4 コンサルテーションで必要な検査

　骨折を疑う場合はX線検査が必須です. 正面と側面など, 最低2方向以上で撮影し, 転位が明確な骨折を認めればコンサルテーションします. 注意しなければならないのは, 初診時のX線では骨折が明確でない場合があることです. 後日骨折が明らかになるケースもしばしば経験しますので, **初診時のX線のみで骨折は否定できないことに注意してください**（図2）. 身体所見では骨折を疑うもX線ではっきりせず, CTやMRIの適応に迷った場合はコンサルテーションしてよいでしょう. 感染症や尿管結石などを疑う場合は, 血算, CRP, 尿検査などを追加します.

 ここがピットフォール
　　初診時のX線でわかりにくい骨折がある！

病歴からは急性腰痛症が疑わしかったが，腰部の圧痛や叩打痛が高度であったため，圧迫骨折の可能性を考えX線を施行した．しかし明確な所見は認めなかった．

5 コンサルテーションのタイミング

転位のある骨折や，神経障害を伴う骨折，化膿性関節炎，コンパートメント症候群などを認めた場合は，診断時点でコンサルテーションしましょう．特に骨折は不適切な固定を行うと医原性の神経圧迫などをきたしうるため，転位が軽度であっても自信がない場合は，適切な整復固定依頼の目的でコンサルテーションしてよいです．

例題のつづき4

体動困難であったため帰宅は困難と考え，入院適応と追加検査の意見をうかがうために整形外科医師へコンサルテーションした．圧迫骨折が疑わしいためMRIを撮るように指示をもらった．MRIで第4腰椎圧迫骨折を認め，体幹装具装着のうえで整形外科にて入院となった．

6 コンサルテーションドリル

問題1

70歳女性．温泉旅館で入浴中，足を滑らせて転倒した際に右手をついた．以後右手首に強い疼痛が生じ，動かすことができなくなったため救急搬送された．

Q：コンサルテーション時に伝えるべき情報で<u>必須でない</u>事項はどれか？

ⓐ 骨折がある
ⓑ 手関節運動ができない
ⓒ 手指が動かせない
ⓓ 手関節より遠位にしびれ感がある
ⓔ 固定方法がわからない

問題2

68歳男性．庭仕事で梯子を上ろうとして足を滑らせ，左足を捻った．以後足部痛が強く歩くことができなくなったため救急搬送となった．

Q：即時コンサルテーション<u>しなくともよい</u>所見はどれか？

ⓐ 足趾運動ができず足背の触覚低下がある

ⓑ 外果に圧痛はあるがX線では明確な骨折は認めない

ⓒ 下腿腫脹や安静時痛はあるが足背動脈は良好に触れる

ⓓ 3 cmほどの挫創があり骨が露出している

ⓔ 安静肢位で足趾先端が90°外側へ向いている

● 問題1の解答・解説

　　骨折（ⓐ）は転位がある場合，正しい整復や手術適応の判断を要します．手指の運動低下やしびれ（ⓒ，ⓓ）などは，筋腱損傷，神経障害を合併している可能性があるため早急な治療を要する場合があります．また，適切な固定ができないと疼痛の持続や圧迫障害を生じる可能性がある（ⓔ）ので，コンサルテーション時に正しく伝えるべきでしょう（図3）．

　　手関節部外傷の場合は強い疼痛のためそもそも通常の手関節運動はできないので，治療方針に影響を与える重要度は低めです．

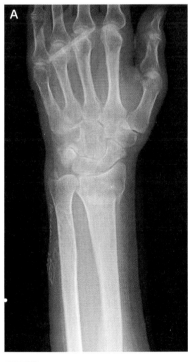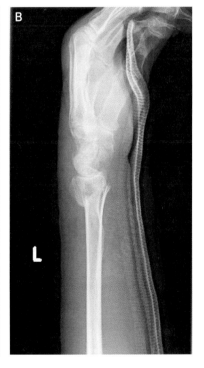

図3 **橈骨遠位端骨折の紹介症例**

A）正面像，B）側面像．
適切な整復固定が得られなかったとのことで紹介となった．骨片の背側転位が戻りきっておらず，偽関節や変形治癒によるADL障害の懸念があったため，手術で内固定をし正しいアライメントへ整復した．

A：ⓑ 手関節運動ができない

● 問題2の解答・解説

　神経障害を疑う場合（ⓐ）や開放骨折（ⓓ），転位の強い骨折（ⓔ）は即時コンサルテーションし適切な治療を開始しましょう．コンパートメント症候群（ⓒ）はPain（疼痛），Paresthesia（感覚異常），Paralysis（麻痺），Pallor（蒼白），Pulselessness（拍動消失）の5Pを認めるときに疑いますが，重要なのは**すべてそろった場合に診断するのではなく，1つでもあれば疑うべき**というところです．「脈拍を触知するからコンパートメント症候群ではない」と考えるのは危険ですので注意しましょう．画像で明らかな骨折を伴わない場合は捻挫や打撲ですんでいることが多い（ⓑ）ので即時のコンサルテーションでなくともよいですが，骨折を否定しきれない場合は固定をしたうえで整形外科受診を薦めましょう．

A：ⓑ 外果に圧痛はあるがX線では明確な骨折は認めない

 ここがピットフォール

脈拍を触知するのはコンパートメント症候群の除外にならない！

■ おわりに

　運動器の痛みにおけるコンサルテーションのポイントを提示しましたが，内容にこだわりすぎず，コンサルテーションするべきだ！ と思ったら迷わず実行する姿勢が患者さんの利益につながると思います．判断に自信がなかったり専門医の助言が欲しいとわずかでも思った場合は，躊躇せず尋ねましょう．それが結果的に自身の成長にもつながります．疑問を残さない診療を心掛けていけたらよいですね．

引用文献

　1）「ジェネラリストのための内科外来マニュアル 第2版」（金城光代，他／編），医学書院，2017
　2）玉井和哉：冠名診察法：ルーツもあわせて紹介します（第1回）肩，肘編．Loco cure，4：74-77，2018
　3）小林和克，他：冠名診察法：ルーツもあわせて紹介します（第2回）頚椎・脊髄編．Loco cure，4：178-182，2018
　4）播广谷勝三：冠名診察法：ルーツもあわせて紹介します（第4回）腰椎編．Loco cure，4：382-385，2018

参考文献・もっと学びたい人のために

　1）「教えて！救急 整形外科疾患のミカタ」（斉藤 究／編），羊土社，2014
　2）「運動器スペシャリストのための整形外科保存療法実践マニュアル」（日本臨床整形外科学会／編），中山書店，2017

Profile

林　聖也（Takuya Hayashi）

福島県立医科大学会津医療センター 総合内科学講座
（執筆当時：石岡第一病院 整形外科）
内科が基盤の総合診療医ですが，外科診療も比較的長く研鑽してきました．内科ときどき外科医のスタンスで今後も従事できたらと思っています．総合診療医は，自分の興味さえあれば領域を隔てることなくさまざまな環境で研修を行えますので，多方面へ興味がある研修医の先生方はぜひご検討ください．

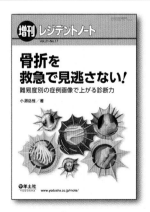

【各論：コンサルテーションの実際と指導医が教えてほしいこと】

小児のけいれんの コンサルテーション

継　仁，小松﨑英樹

① コンサルテーションに必要な病歴聴取で最も重要なのは「発熱の有無」「左右対称か」「持続時間」の3つ

② 単純型熱性けいれんの初回発作であればコンサルテーションは原則不要

③ 持続するけいれんでは治療を最優先に緊急コンサルテーション！ 医師は呼べるだけ集めよう

はじめに

　小児科へのコンサルテーションに苦手意識をもつ研修医も多いかと思います．今回はけいれんを題材に，コンサルテーションの考え方を学んでいきましょう．

　小児期のけいれん性疾患のなかでも，熱性けいれんは，日本での有病率は7〜8％[1]と，救急外来で比較的よく遭遇します．持続時間は9割が10分以内[2]，再発のリスクは30〜40％と予後良好な疾患です．とはいえ，いざけいれん発作を目の当たりにすると誰でも緊張します．ただ，けいれんの最中に死んでしまうことはないので，気が動転している家族を落ち着かせるためにも，慌てず冷静沈着に対応することが重要です．

例題

　1歳2か月男児．けいれん発作が出現したため，救急車を要請．救急隊到着時にはけいれんは止まっていた．搬送中の体温39.7℃．受診時，児の意識は清明．

　Q. コンサルテーションに備えた病歴聴取と身体診察のポイントはどこか？

　けいれんの診察では，病歴聴取と身体診察を同時進行させます．

1 コンサルテーションで必要な病歴聴取

目撃した家族に発作の様子を聴きます．最大のポイントは3つ！
① 発熱は？
② 左右対称だったか？
③ 持続時間は何分間？

②については家族が四肢の動きを把握していなかった場合でも，眼球の位置は覚えていることが多く，**目つきの実演を交えて質問**するとよいでしょう．眼球が上転または正中位だった場合は，四肢のけいれんも左右対称であったと推測してほぼ間違いありません．

この3つの情報と受診時の意識レベルから，けいれん性疾患のおおよその鑑別ができます（**表1**）．

前述の3つをまず質問し，次項で説明する身体診察も終えて，緊急性がないと判断できた場合には，次の3点も確認しましょう．熱性けいれんの単純型と複雑型，およびてんかんの鑑別に有用です．
④ 何回目のけいれん発作か？
⑤ 熱性けいれんとてんかんの家族歴
⑥ 健診等で発達の遅れを指摘されたことはないか？

● けいれんか？ 悪寒戦慄か？

悪寒戦慄（shivering）をけいれんと間違えないように気をつけましょう．コンサルテーション前に悪寒戦慄と判断できれば慌ててコンサルテーションしなくてすみますし，「ご心配ありません．けいれんではありませんよ」と家族を安心させて帰すことができます．

表1 けいれん性疾患の鑑別
症状を診たときの思考過程に基づき，左から確認していく．

発熱	左右差	持続時間※	意識障害	疑われる疾患
○	−	短	−	単純型熱性けいれん
○	−	長	−	複雑型熱性けいれん
○	−	短〜長	○	中枢神経感染症（髄膜炎、脳炎）
○	−	長	○	急性脳症（インフルエンザ、突発性発疹など）
○	○	短〜長	−	複雑型熱性けいれん
○	○	長	○	中枢神経感染症（ヘルペス脳炎）
−	−〜○	短〜長	−〜○	てんかん
−	−	長	○	低血糖、電解質異常
−	○	長	○	頭蓋内病変（出血、腫瘍）

※持続時間の「短」は15分以内、「長」は15分以上．

鑑別には，震える動きの速さが重要な手掛かりとなります．

悪寒戦慄は1秒間に5〜10回くらいの速いスピード，言葉で表すとガタガタガタと震える動き（寒い時に歯がカチカチ…と鳴る感じ）です．

一方，けいれん発作の動きは，1秒間に2〜3回程度の比較的緩徐な，ピクンピクン，ビクンビクンというリズムです．子どもの動きを目撃した家族に実際にその動きをやってみてもらうと，鑑別しやすくなります．

通常，悪寒戦慄の場合は呼びかけに反応しますが，けいれん発作では呼びかけに反応しません．

また，悪寒戦慄は体温の急激な上昇時に起こります．強い寒気を感じ，鳥肌が立ち，手足は冷たい（末梢循環不全）のが特徴です．体温が上がりきって末梢循環が回復した段階では起きません．

2 コンサルテーションで必要な身体診察

受診時には，けいれんがおさまっていることがほとんどです※．慌てず診察しましょう．

① 体温測定（自宅では無熱だったのに，受診時には発熱している場合もあります）

② 意識レベル（意識の回復が悪い場合は，中枢神経感染症，脳炎，頭蓋内出血を疑います）

③ 麻痺の有無（手足の動かし方や抱きつき方などの動きをよく観察しましょう）

④ 項部硬直・Kernig徴候の有無（髄液検査の必要性を判断する大事な診察所見です）

※けいれんが止まっているかどうかの判断に迷った場合，けいれん発作中は基本的に散瞳しているので，瞳孔所見が有用です．

【解答】

病歴聴取の6項目，身体診察の4項目を意識しましょう．最大のポイントは ① 発熱，② 左右対称か，③ 持続時間です．

例題の続き：病歴聴取と身体診察から得られた情報

けいれんは，全身性で左右対称性．眼球上転し，顔面にチアノーゼがあった．持続時間は5分以内．外来での体温39.5℃．今回，はじめてのけいれん発作．熱性けいれんとてんかんの家族歴は不明．今までの健診で発達の異常を指摘されたことはない．

Q. ここまでの診察から，疑う疾患は何か？ コンサルテーションは必要か？

小児の有熱性けいれんで最も頻度の高い熱性けいれんをしっかり把握すれば，これを基準に，鑑別診断やコンサルテーションに関する理解が深まります．

● 熱性けいれん [1～3]

❶ 定義

　　熱性けいれんは，下記の3点で定義されます．

① 生後6〜60か月に起こる

② 38℃以上の発熱に伴う発作性疾患

③ 以下を除外する；中枢神経感染症・代謝異常・その他の明らかな原因疾患・てんかんの
　既往

❷ 分類：単純型と複雑型

　　熱性けいれんのうち，

① 焦点性発作（部分発作）の要素（左右対称でない動きや眼位）

② 15分以上持続する発作

③ 24時間以内に反復する発作

のいずれもみられないものが**単純型**熱性けいれん，1つでも該当するものが複雑型熱性
けいれんですが，6割強は単純型です．

　　つまり，「有熱性・左右対称・持続15分以内・受診時に意識障害なし」のケースは，ほ
ぼ単純型熱性けいれんと判断でき，この場合，血液検査・頭部画像検査・髄液検査は不要
です．特に初回発作の場合，コンサルテーションも原則不要です．

　【解答】
　　単純型熱性けいれんを疑います．検査は不要で，初回発作なのでコンサルテーションも
不要と判断できます．
　　ただし，帰宅後けいれんを再発した場合は再受診するように伝え，その場合は入院して
の経過観察および精査が必要になると説明しておきましょう．

　　単純型熱性けいれんの診断基準から外れる場合には，コンサルテーションを前提に次の
検査を考慮します．

3　コンサルテーションで必要な検査 [3]

1）血液検査

　　血糖値と血清電解質は必須です．意識障害が遷延する場合，中枢神経感染症の鑑別に白
血球数，CRPまたはプロカルシトニンを検査し，特に重症感染症を疑う場合には，血液培
養も行います．

2）頭部画像検査

　焦点性発作（部分発作）や遷延性発作（持続15分以上），発作後の意識回復が悪い場合や麻痺を認める場合には頭部CT検査を行います．

3）髄液検査

　大泉門膨隆，髄膜刺激徴候，遷延する意識障害のある場合には，髄液検査を積極的に行います．

4）脳波検査

　当日に検査する必要はありません（けいれん直後は徐波が多く，発作波が隠れてしまい有用な所見が得られにくい）．後日の検査日程をコンサルテーションしましょう．

4 コンサルテーションのタイミング

　有熱・無熱にかかわらず，コンサルテーションすべき場合は下記の4パターンです[4]．

> A. けいれん持続状態（緊急コンサルテーション！）※医師を集めることを最優先！
> B. けいれん後の意識の回復がすみやかでない場合，麻痺など神経症状を有する場合
> C. けいれんに明らかな左右差があった場合，持続が15分以上だった場合
> D. 複雑型熱性けいれんと判断した場合

　Aのけいれん発作が続いているときは，**重積による二次的脳損傷を防ぐために緊急コンサルテーション**し，指示に従いすみやかに抗けいれん薬を投与開始しましょう（静注よりもミダゾラムの点鼻／頬粘膜投与[3, 5]またはジアゼパム注腸[5, 6]の方がすばやく投与できるのでお勧めです）．人手が必要です．医師は呼べるだけ集めましょう．

　A以外の場合では，**コンサルテーションの際の必須事項**として，「熱の有無，左右差，持続時間」「神経学的異常所見」「血液検査結果（異常所見）」を要領よく伝えましょう．
　コンサルテーションのタイミングとしては，頭部CT検査や腰椎穿刺をしようと判断したときに，施行前にその意向を伝えるのがよいでしょう．
　そしてもう1つ，複雑型熱性けいれんと判断した場合（D）は，ジアゼパム坐剤（ダイアップ®）の予防投与の適応についてコンサルテーションしましょう（後述）．

5 コンサルテーションドリル

問題1

2歳2か月女児．39.9℃で全身性のけいれんが出現し，救急車を要請．搬送中にけいれんがおさまった（約10分間のけいれんと推定）．左右対称性の強直間代性けいれん，初回発作ということを聴取しつつ，意識レベル清明，項部硬直（－）を確認後，咽頭所見をとったとたん，再び前述と同じけいれんが出現した．

Q1：24時間以内に反復したので，複雑型熱性けいれんと考えてコンサルテーションすべきか？

Q2：けいれん後の診察として注意すべき点があった．何か？

問題2

1歳8か月男児．今回が2回目の発熱時けいれん．

今回は，夕方，38.2℃に発熱して30分後に15秒間程度のけいれんがあったが，すぐにおさまって元気だったので，自宅で様子をみていた．しかし，その約12時間後，再びけいれんを起こしたため，救急車を要請し受診．持続時間は5分弱．体温39.8℃．救急外来到着時は意識清明で麻痺等の神経学的異常所見なし．既往歴として，生後10か月時に突発性発疹での発熱に伴い2分間の全身性強直間代性けいれんがあった．今回もこのときと同じ型のけいれんだったとのこと．家族歴に，父親が熱性けいれん2回，姉も熱性けいれん1回あり．発達の遅れ等は指摘されていない．

Q1：コンサルテーションは必要か？ もし必要なら，何をポイントにコンサルテーションするか？

Q2：今後，発熱時にダイアップ®坐剤予防投与の適応となるか？

● 問題1の解答・解説

24時間以内にけいれんを反復しているので，複雑型熱性けいれんと考えたくなってしまうところですが，いったんけいれんがおさまった「ほぼ直後に」「咽頭所見をとったとたん」再びけいれんが起きたという点がポイントです．

けいれんがおさまった直後に，舌圧子で舌や咽頭を刺激すると，再発作が誘発されることがあります．この症例の患児は搬送中にけいれんが止まったことから，診察時はまだけいれん直後で，舌圧子刺激が再発作を誘発したと考えられます．したがって，本症例は複雑型熱性けいれんではありません．中枢神経感染症が否定できる場合には，発熱のfocusを当日に検索する必要はありません．けいれん直後には不要な刺激を加えないように気を

つけましょう．これは，筆者（小松﨑）が研修医時代に苦い経験から得た教訓です．

● 問題2の解答・解説

　複雑型熱性けいれんを疑う症例なのでコンサルテーションの対象になります．特に本症例では，1歳未満でのけいれん既往，複数回のけいれん，24時間以内の反復など，今後の再発の可能性が懸念されるため，脳波検査の必要性や再発の予防法についてコンサルテーションしましょう．

　熱性けいれんの場合，次の発熱時に再発する可能性を心配する保護者が多いのですが，幸いなことに，今後の発熱時にけいれんを予防する坐剤があります（ダイアップ®坐剤）．

　その必要性の有無の判断には，日本小児神経学会が定める使用基準（表2）[3] のコピーをもっておくと便利です．

　この使用基準を問題2の症例に当てはめると（表3：1回目と2回目を分けて記載），2）の項目で「○が2つ以上」のけいれんを2回起こしているので，ダイアップ®坐剤による予防措置の適応となります．

表2 ダイアップ®坐剤の適応判定
以下の適応基準1）または2）を満たす場合に使用する（グレードB）

適応基準
1）遷延性発作（持続時間15分以上）
2）次のi～ivのうち二つ以上を満たした熱性けいれんが二回以上反復した場合
i．焦点性発作（部分発作）または24時間以内に反復する
ii．熱性けいれん出現前より存在する神経学的異常，発達遅滞
iii．熱性けいれんまたはてんかんの家族歴
iv．12か月未満
v．発熱後1時間未満での発作
vi．38℃未満での発作

文献3より転載．

表3 問題2の症例におけるけいれんの様子

けいれんの状況 （表2参照）	○／×	
	1回目 （生後10か月時）	2回目 （今回）
1）		
2）i		○
2）ii		
2）iii	○	○
2）iv	○	
2）v		○
2）vi		

- ・ダイアップ®坐剤は，「8時間間隔で2回」使うと，予防効果が24〜48時間持続します[7].
- ・熱性けいれんは発熱後24時間以内に起こることが圧倒的に多いので[3]，発熱早期に前述の方法で24〜48時間予防しておけば十分です.
- ・処方量は，1回0.4〜0.5 mg/kgです[3].　1回の使用では約12時間しか予防効果が続かないので，それ以降も発熱が続きそうな場合や再発熱がありそうな場合には，上記の「8時間間隔2回法」をお勧めします.

おわりに

　最後に，どうしても触れなければならないことがあります.　**無熱性で持続時間の長いけいれん児を診たときには，虐待による頭蓋内出血の可能性も除外しておく必要があります.**　少しでも疑いのあるときは，必ずコンサルテーションしてください.

引用文献

1 ）福山幸夫，他：熱性けいれんの指導ガイドライン.　小児科臨床，49：207-215，1996
2 ）Sadleir LG & Scheffer IE：Febrile seizures. BMJ, 334：307-311, 2007（PMID：17289734）
　　↑熱性けいれんの持続時間について詳述しています.
3 ）「熱性けいれん診療ガイドライン2015」（日本小児神経学会/監，熱性けいれん診療ガイドライン策定委員会/編），診断と治療社，2015
　　↑Q & A形式で，クリニカルクエスチョンに，推奨グレードを付けて答えています.
4 ）水口浩一：けいれんは止まったけれど….「特集 小児救急で困るあれこれ」，レジデントノート，12：2812-2816，2011
5 ）「小児けいれん重積治療ガイドライン2017」（日本小児神経学会/監，小児けいれん重積治療ガイドライン策定ワーキンググループ/編），診断と治療社，2017
　　↑Q & A形式で，クリニカルクエスチョンに，推奨グレードを付けて答えています.
6 ）釜萢 敏，他：Diazepam坐薬およびDiazepam液の直腸内投与における臨床効果と血中濃度について.　小児科臨床，35：346-354，1982
7 ）三浦寿男：熱性けいれんの治療・管理.　小児科臨床，55：53-58，2002

参考文献・もっと学びたい人のために

1 ）九鬼一郎：小児てんかんのけいれん重積に対するmidazolam点鼻投与の有効性と薬物動態に関する検討.　脳と発達，42：34-36，2010
2 ）杉浦嘉泰，宇川義一：てんかんとイオンチャネル.　臨床神経，57：1-8，2017

Profile

継　仁（Hitoshi Tsugu）

継醫院
離島診療をお手伝いしています．専門医へ紹介していたようなケースも診てあげられるように，新生児仮死，食物アレルギーやミトコンドリア病など，日々新たな勉強で，新鮮です．
研修医時代に寝食をともにして大変お世話になった小松﨑先生と一緒に仕事ができて楽しかったです．山中先生，宗像先生，羊土社さんありがとうございました．

小松﨑英樹（Hideki Komatsuzaki）

小児科・皮膚科こまつざき医院（小児科）
大学病院在職中は，脳波のフラクタル次元解析を研究していましたが，開業後20年経った現在は，発達障碍や不登校，育児不安へのカウンセリングの毎日です．幼少時は大変に病弱で，そのときに何度も助けていただいた御恩に報いるべく小児科医になったのですが，なんと，当時の主治医の御子息が，共著者の継仁先生というご縁！

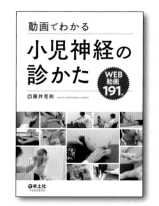

【各論：コンサルテーションの実際と指導医が教えてほしいこと】

精神症状のコンサルテーション

「精神疾患かな？」と思ったら

小野正博

① 自分で「精神疾患かな？」と思った感覚は信じていい（大体あたっている）

② 精神疾患を最も疑っていても，身体疾患を除外するプロセスを怠らない

③ 身体疾患の治療は責任をもって行い，精神科医に丸投げしない

はじめに

　　筆者が勤務している東京都立松沢病院は800床の精神病院です．筆者はそのなかの合併症病棟に勤務しています．合併症病棟とは精神疾患に身体疾患を合併している患者さんが入院している病棟で，精神科医が常駐し，一緒に診療しています．なかには明らかな精神症状を呈しているものの，それが精神疾患によるものなのか身体疾患によるものなのかの見極めが難しく，何カ月も診断がつかない場合もあります．

　　今回は救急外来に精神症状を主訴として救急搬入されたケースをもとに，どのように鑑別診断を考え，精神科医にコンサルテーションすればよいのか，一緒に考えてみたいと思います．

例題

　40歳代　女性．

主訴：路上で暴れ，頭を打ちつける．

現病歴：数日前から急に赤ちゃん言葉で話したりするなど，言動がおかしくなった．家族とA病院に向かう途中，突然路上で泣き叫びながら地面をのたうち回りはじめた．A病院に電話したところ，そのような状態では診察できないので警察へ依頼してほしいと言われた．

警察官臨場時，本人が地面に頭を打ちつけていたので，保護した．署内では床に寝転がってい

て，目を離すと頭を打ちつけてしまうので，警察官2名で監視していた．警察官通報により当院救急外来受診．
バイタルサイン：呼吸数20回/分，脈拍数66回/分，血圧113/66 mmHg，体温37.3℃．

Q. コンサルテーションするにあたり，どのようなことに留意するべきか？

1 精神病の分類

　まとめると急性の精神病様症状を呈した40歳代女性のケースです．実際は最初から精神科医が診察し，鎮静のうえ緊急措置入院となったのですが，もし初期対応を内科医が行っていたらという観点から振り返ってみたいと思います．

　精神病は原因別に大きく3つに分類できます．身体因性，内因性，心因性の3つです（図）．

　これは従来診断といわれるドイツ精神医学の考え方です．現在DSM（Diagnostic and Statistical Manual of Mental Disorder：精神疾患の診断・統計マニュアル）を代表とするアメリカ精神医学の考え方が主流ですが，ドイツの方がシンプルでわかりやすいです．この身体因性，内因性，心因性にはヒエラルキーがあり，上の方がエライ（病気としてより重視する）のです．そして罹患している精神病は1つであって，上位の精神病の患者さんにはそれより下位の精神病の症状が現れてもよいと考えます．例えば，身体因性精神病の患者さんには内因性精神病である統合失調症の症状（幻覚や妄想）が現れてもよいのです．ですので，統合失調症や躁うつ病といった内因性精神病と診断するためには，身体因性精神病の除外が必須になります．具体的には脳腫瘍などの器質的疾患によるもの，違法薬物などの薬剤性，電解質異常，甲状腺疾患，副腎不全，敗血症などの内科疾患によるもの（**症状精神病**といいます）を除外することが必要です．そのために病歴聴取（本人から困難な場合は家族や同僚などから），バイタルサイン，身体所見と検査が必要になります．

① **身体因性精神病**
・器質性精神病
・症状精神病
・薬物性精神病
② **内因性精神病**
・統合失調症
・（非定型精神病）
・躁うつ病
③ **心因性精神障害**
・反応性精神病
・神経症

疾患の階層（ヒエラルキー）
1. 罹患している疾患は1つと考える
2. 上位の疾患がより重篤
3. 上位の疾患の診断が優先される
4. ある疾患に罹患していれば，
　それより下位の疾患の症状は現れてもよい

図 精神病の（従来）診断
東京都立松沢病院 梅津 寛先生J1レクチャーより．

2 コンサルテーションで必要な病歴聴取

　本人から直接聴取することは困難なので，家族からより詳細に聴取することが必要です．主訴，現病歴に次いで，既往歴（Past history），薬剤歴（Drug），アレルギー（Allergy），社会歴・生活歴（Social history），家族歴（Family history），ROS（Review of systems）を聴取します．PDASFROS（ピーダスフロス）と覚えるよう研修医には指導しています（表1）．特に既往歴では頭部外傷や内分泌疾患，薬剤歴では若年者なら覚醒剤，危険ドラッグなどの違法薬物，高齢者では市販薬やサプリメントでもせん妄を起こすことがありうるので，詳細に聴取します．社会歴・生活歴ではアルコールや食事の摂取状況や学歴・職歴，人間関係で変わったことなどが重要です．ROSでは発熱が重要です．**発熱があり，急性発症であればまず脳炎や敗血症などによる身体因性精神病を考えます．**

　例題に戻って考えてみましょう．

例題のつづき1

夫「1〜2カ月前から急に優しくなった．1週間前左半身が動かない，特に指が鈍いと言っていた．数日前『ちょっと会話が理解できない．ぼけちゃった』と言っていた．買いものの浪費があった．前日の夜，浴室の排水溝のごみをずっとこすっていた．いつかはわからないが頭痛があった」

既往歴：特記すべきことなし
薬剤歴：なし．違法薬物−
アレルギー：なし
生活歴：タバコ−，アルコール−，最終学歴；高校，職業；元アルバイト，専業主婦
家族：夫，長男，長女との4人暮らし．精神疾患−

　以上の病歴から患者さん本人が自分の体調，特に精神状態がおかしいと思っていたことがうかがわれます．これは統合失調症の患者さんにはみられないことです．統合失調症の患者さんは病識がなく，幻聴や妄想に違和感を訴えることは通常ありません．急性発症であることからも何らかの身体疾患が強く疑われます．

表1 精神疾患を疑ったときの病歴聴取：PDASFROS

Past history	既往歴
Drug	薬剤歴
Allergy	アレルギー
Social history	社会歴・生活歴
Family history	家族歴
ROS	review of systems

3 コンサルテーションで必要な身体診察

　まずバイタルサインでショック，SpO2で低酸素，血糖測定で低血糖がないかをみます．SpO2，血糖値はバイタルサイン感覚でチェックしましょう．身体診察ではまず手を触り，手の冷感，冷汗があればショックと考えます．次いで頭部から爪先まで診察します．神経所見は，① 意識・会話，② 瞳孔・対光反射，③ 上肢Barré徴候，④ 指タップ試験，⑤ 第1趾の背屈力，⑥ 歩行が神経疾患のスクリーニングに有用です．精神運動興奮状態の患者さんでは診察は困難をきわめます．この症例では鎮静後入院してから所見をとり，結果は以下のようでした．

例題のつづき2

　患者さんは保護室のマットレスの上で体育座りをしていた．

意識：名前は言えるが，生年月日・今の年月日・季節・場所は答えられない．家族のことがわからなかった．

結膜，頸部：異常なし

胸部：異常なし

神経所見：

　瞳孔不同－，対光反射＋/＋

　項部硬直－，Kernig徴候－

　上肢Barré徴候　5秒くらいですぐやめてしまう

　Mingazzini徴候　すぐやめてしまう

　腱反射　左右差－，病的反射－

---

4 コンサルテーションで必要な検査

　意識障害を鑑別する手順通りでよいと思います．

① まずショック，低酸素，低血糖の除外を行います．

② 簡単な身体所見をとったら，血液検査を行います．項目は血算，生化，血糖で，血液ガスや血清浸透圧，アンモニアを測定する場合もあります．必要に応じ，ルート確保を行います．

③ 次いで頭部単純CTで脳出血を除外します．意識レベルが悪い場合，撮影時に頭部が前屈して，窒息することがあるので，注意が必要です．GCS 8点以下では気管挿管を考慮します．

④ AIUEOTIPSにもとづいて鑑別診断を考えます（**表2**）．

　この症例では，以下のような検査結果でした．

表2 意識障害の鑑別：AIUEOTIPS

Alcohol	アルコール
Insulin	低血糖，高血糖
Uremia	尿毒症
Electrolyte, **E**ndocrinopathy, **E**ncephalopathy	電解質異常，内分泌，脳症
Oxygen, **O**verdose	低酸素血症，中毒
Trauma, **T**emperature	外傷，低体温，高体温
Infection, **I**nflammation	感染，炎症
Psychiatric	精神疾患
Shock, **S**troke, **S**eizure	ショック，脳卒中，痙攣

例題のつづき3

血液検査：WBC 17,600 /μL（Neut 79.9％，Lym 12.7％，Mono 6.4％，Eos 0.9％，Baso 0.1％），Hb 12.4 g/dL，MCV 87.4 fL，Plt 29.9×10^3/μL，TP 7.2 g/dL，Alb 4.1 g/dL，BUN 12.7 mg/dL，Cr 0.68 mg/dL，Na 137 mEq/L，K 3.6 mEq/L，Cl 103 mEq/L，Mg 2.2 mg/dL，CK 327 U/L，AST 20 U/L，ALT 12 U/L，LDH 254 U/L，ALP 170 U/L，γ-GTP 16 U/L，Glu 94 mg/dL，HbA1c 5.7％，CRP 0.02 mg/dL，F-T3 2.59 pg/mL，F-T4 1.28 ng/dL，TSH 0.487 μIU/mL
免疫学的検査：HBsAg －，HCVAb －，HIV －，RPR －，TPLA －
頭部CT：異常なし

5 コンサルテーションのタイミング

　この症例では急性発症であり，本人が違和感を訴えていたことにより，身体因性精神病が疑われました．診断が確定できておらず，診察，検査，入院に本人の協力が得られない状況でしたので，来院当初から精神科医にコンサルテーションするべきと考えられます．

　その場合，**身体疾患については責任をもって自分たちが診る**ことを精神科医に伝えるといいです．ほとんどの精神科医は身体疾患のある患者さんを押し付けられて苦い思いをしたことがあるそうです．お互いに得意分野は自分たちで受けもち，患者さんのために協力し合うことが重要です．また，ある精神科医に聞いたところ，他科の医師が「**精神疾患ではないか？**」と思う感覚は大体合っているそうです．空振りしてもいいので，紹介していいと言っていました．

　この症例では翌日の脳MRIで左側頭葉に高信号が認められ，脳炎が疑われました．髄液検査では細胞数23 /μL（単核17，多核6），タンパク18.3 mg/dL，糖57 mg/dLと細胞数が軽度上昇しており，ヘルペス脳炎を疑ってアシクロビルを開始しました．しかし，その後単純ヘルペスウイルスのDNA-PCRは陰性であることが判明したため，自己免疫性脳

炎と診断し，ステロイドパルスを開始しました．その後抗NMDA受容体抗体が陽性となり，抗NMDA受容体脳炎と診断しました．卵巣奇形腫が原因となることがあり，MRIを行いましたが卵巣腫瘍は認めませんでした．半年後ADLは自立し，転院しました．

6 コンサルテーションドリル

問題1

　軽度の認知症のある70歳代女性．大腿骨頸部骨折で入院し，2日前に手術をした．当直中の午前2時，興奮してベッドから降りようとするため，看護師よりコールされた．「ここはどこ？」，「家に帰る」，「夫を呼んで」などと叫んでいる．看護師の話では，日中は骨折したことや手術したことは理解できていたという．
バイタルサイン：呼吸数24回/分，脈拍数110回/分，血圧97/50 mmHg，SpO2 99%（room air），体温38.0℃．

Q：精神科にコンサルテーションする前にするべきことを2つ選べ.
ⓐ 内服薬の確認
ⓑ 発熱のフォーカスを探すため身体診察をする
ⓒ 解熱薬を投与し，経過観察
ⓓ ジアゼパムを投与する

問題2

　生来健康な45歳男性．半年前から右季肋部痛が生じた．1～2カ月前から早朝に目が覚めるようになった．食欲がなくなり，体重が3kg減った．複数の病院を受診し，甲状腺機能を含む血液検査やエコー，CTなどの画像検査を受けたが，異常なかった．半年前に父親が膵臓がんで亡くなり，自分も膵臓がんではないかと思っている．1週間前から死にたい気持ちが強くなり，家族に付き添われ，救急受診．
バイタルサイン：呼吸数18回/分，脈拍数72回/分，血圧120/80 mmHg，SpO2 98%（room air），体温36.5℃．

Q：精神科にコンサルテーションする前にするべきことを2つ選べ.
ⓐ うつ病のスクリーニング
ⓑ 血液検査（血算，生化学検査，CRP）
ⓒ 痛みの病歴聴取と身体診察
ⓓ 腹部CT

● 問題1の解答・解説

　　まとめると整形外科の手術後に興奮状態となった高齢女性の症例です．意識レベルの変動があり，せん妄と思われます．**せん妄を起こすきっかけとして何らかの感染症などの身体疾患や薬剤**などが考えられ，それらの原因に対してきちんと対応する必要があります．ですので，ⓐ，ⓑが正解です．発熱があることから感染症を併発している可能性が高く，qSOFAも3点ですので，ⓒのように解熱薬ではなく，血液培養も含めた細菌検査と抗菌薬の治療が必要になります．ⓓのようにせん妄に対し，ジアゼパムなどのベンゾジアゼピン系の薬を投与すると，かえって悪化します．それらを用いてよいのはアルコールやベンゾジアゼピン系の離脱によるせん妄の場合です．ハロペリドールなどの抗精神病薬が必要かもしれませんが，高齢者に用いると死亡率が上がるといわれており[1]，最後の手段として少量使うことが望ましいです．精神科医にコンサルテーションしたうえで用いた方がよいでしょう．

A：ⓐ 内服薬の確認／ⓑ 発熱のフォーカスを探すため身体診察をする

● 問題2の解答・解説

　　身体症状が中心のうつ病ないし腹痛によるうつ状態が疑われます．うつ病のスクリーニングとして，**気分の落ち込みと興味・関心の喪失の2つの質問**はとても有用です．どちらかが陽性であれば，うつ病を疑い，より詳細に症状を聞きます．覚え方は徳田安春先生に教えていただいたSIGECAPSです（表3）．気分の落ち込みと合わせて9項目中5項目以上で陽性です．精神科の先生からはそこまで詳細に聴取する必要はないと言われましたが，いずれにしても，この症例は希死念慮を伴っているため，すぐに精神科にコンサルテーションしましょう．

表3 うつ病のスクリーニング：SIGECAPS

Sleep	睡眠障害
Interest	興味関心の喪失
Guilty	罪悪感
Energy loss	元気がない
Concentration	集中できない
Appetite	食思不振
Psychomotor agitation/retardation	精神運動焦燥/制止
Suicide ideation	希死念慮

気分の落ち込みと合わせて9項目中5項目以上で陽性．

また，痛みの病歴聴取と身体診察は身体疾患を除外するために必須です．特に腹痛患者ではCarnett徴候をきちんととることが重要です．Carnett徴候は首を前に曲げて腹直筋を緊張させたとき，腹部の圧痛が軽減するか，増強するかをみます．軽減する場合は内臓疾患，増強する場合は腹壁の疾患を考えます．見逃されやすい腹壁の疾患としては**前皮神経絞扼症候群**(anterior cutaneous nerve entrapment syndrome：ACNES)や**肋骨すべり症候群**があります．これらは身体所見でしか診断できないので，きちんと診察しないと原因不明となり，「身体表現性障害」などと診断されかねません．設問に戻ると血液検査と腹部CTはすでに行われており，再検しても異常がない可能性が高いです．したがって，正解は ⓐ と ⓒ です．

A：ⓐ うつ病のスクリーニング／ⓒ 痛みの病歴聴取と身体診察

おわりに

われわれ主に身体疾患を診る医師は，まずは身体疾患の診断や除外に努めるべきで，それ以外の精神疾患の診断や精神症状のコントロールは可能なら精神科医にお願いした方がよいと思います．患者さんのために自分たちの得意分野を生かして協力し合うこと，そして精神科医への感謝の気持ちを忘れなければきっとコンサルテーションはうまくいきます．

参考文献

1）「Harrison's Principles of Internal Medicine, 19th ed」（Kasper D, et al），McGraw Hill Education，2015
2）「看護のための精神医学 第2版」（中井久夫，山口直彦／著），医学書院，2004
3）「DSM-5 精神疾患の分類と診断の手引」（American Psychiatric Association／原著，日本精神神経学会／日本語版用語監修，高橋三郎，大野 裕／監訳，染矢俊幸，他／訳），医学書院，2014
4）「仮病の見抜きかた」（國松淳和／著），金原出版，2019

Profile

小野正博（Masahiro Ono）

東京都立松沢病院 内科
興味のあること：登山（槍ヶ岳，穂高連峰），チェンソーマン，山と食欲と私，深夜プラス1，鷲は舞い降りた
メッセージ：精神科と内科のはざまでいろんな患者さんに日々出会っています．精神科の病院のためかナースはとても優しく，大変助かっています．一緒に働いてくれる仲間を大募集中です！いつでも見学にいらしてください！

【各論：コンサルテーションの実際と指導医が教えてほしいこと】

法律的にはどうしたらいいのか？
① 未成年の妊娠

宗像 雄

① 医療者は，患者さんの「プライバシー」を守ることと良質な医療を提供することの「二兎を追う」

② 未成年であっても「プライバシー」は守られなければならない

③ 医療や性に関する情報については，特に慎重な取り扱いが求められる

症 例

14歳女性．気分不快あり，同級生の友人男性に付き添われて当院救急外来受診．

患者さんのみを診察室に招き入れ，病歴を聴取したところ，同行した友人男性と性交渉がある，3カ月前から月経はない，とのことだった．

General Appearance：気持ち悪そう．

バイタルサイン：意識清明，血圧102/74 mmHg，脈拍76回/分，呼吸数16回/分，体温36.5℃，SpO2 96％（室内気）．

身体診察：明らかな異常所見なし．**検査所見**：妊娠反応陽性．

問題1：検査の結果について説明をする必要がある．
**　　　　担当医としてどのような対応が適切か？**

ⓐ その場で本人に説明をするとともに，未成年であるから，両親に連絡をして両親にも説明をする．

ⓑ 未成年であるから，その場で本人に説明をせず両親に連絡をして両親にだけ説明をする．

ⓒ 未成年であっても，その場で本人にだけ説明をする．

ⓓ あくまでも2人の問題であるから，友人男性を診察室に呼んで，本人と友人男性に説明をする．

問題2：患者さん本人から，「妊娠していることは，両親には内緒にしてほしい」と懇願された．担当医としてどのような対応が適切か？

ⓐ 診察の終了後，本人に黙って両親に連絡をする．
ⓑ 診察の終了後も，本人の意思を尊重して，両親には連絡をしない．
ⓒ 診察中に，本人の目の前で両親に連絡をする．
ⓓ 本人に対して，両親に連絡するよう説得をする．

1 総説

医師は，① 患者さんに対する説明と ② その（個人情報を含めた）プライバシーの保護という2つの義務を負いますが，今回の症例ではこれらの義務の「線引き」が問題となります．

2 医師の法的な義務 〔問題1〕および〔問題2〕

1) 説明義務

診療に従事した医師は，診療の過程で知りえた身体状況，病状等について，患者さんに説明をしなければなりません．これは，倫理的な義務にはとどまらず，法的な義務でもあります（最判昭和56年6月19日ほか参照）．

2) 患者さんのプライバシーを守る義務

ご存じのとおり，「ヒポクラテスの誓い」には，「医に関すると否とにかかわらず，他人の生活について秘密を守る」との一節があります．患者さん（やその家族）のプライバシーを守ることは，医師の職業倫理の「基本中の基本」です．医師の法的な義務，具体的には「善良な管理者の注意」を尽くす義務（民法第644条）には，このことも含まれています．

なお，医師については秘密漏示罪（刑法第134条1項）も定められています．ただ，医師が守るべきプライバシーの範囲は「秘密」には限定されません．

3) 理論的な根拠

これらは，どちらも1つの考え方から派生した義務です．

すなわち，「すべて国民は，個人として尊重され」なければなりません（日本国憲法第13条参照）．「個人として尊重」することとは，簡単に言えば，各人が「自律的に」生きることを可能にする，という意味です．そして，「自律的に」生きるためには，各人がその人生や生き方を自ら主体的に選択・決定することができる必要があります．医師が説明をすることも，プライバシーを守ることも，どちらも，「医療」に関して患者自らが主体的に選択・決定することを可能にするための前提条件となるものです．

4）制裁

　　これらの義務に違反すれば，医師は法的な責任を負います．具体的には，相手方に生じた損害を賠償しなければなりません（民法第415条）．勤務先による懲戒処分の対象にもなります．

3 医師が取り扱う個人情報　〔問題1〕および〔問題2〕

　　今回の症例では，検査の結果，患者さんが妊娠している事実が判明しました．

　　未成年者ですし，妊娠しているかどうかは患者さん本人の社会的な評価と密接に関連します．そして，このような情報は**センシティブ情報（機微情報）**と呼ばれます．個人情報のなかでも，特に慎重な取り扱いが要求されます．

　　一口に「個人情報」といっても，その重要度は，個々の情報の内容に応じて異なります．ちなみに，医療や性に関する情報はセンシティブ情報とされていますので，医師が取り扱うものはほぼすべてセンシティブ情報であるといえるでしょう．

　　医師は，**特に慎重な取り扱いが要求される情報を取り扱っているとの自覚をもつ必要が**あります．

4 患者さんが未成年者である場合　〔問題1〕

1）未成年者にも説明をしなければならないのか

　　「すべて国民は」と書かれているとおり，未成年者であっても「個人として尊重され」なければならないことは，当然です．

　　妊娠をしたことは，患者さんにとって自らの人生や生き方にかかわる重大な出来事です．未成年者ではありますが，14歳ですので，患者さん自身もこのことについて選択や決定をする能力を有しています．それゆえ，担当医は，検査の結果を患者さん本人に説明しなければなりません．本人に説明をしないと，説明義務を果たしたことにはなりません．よって，**問題1のⓑは誤り**です．

2）患者さん以外の人に説明をしてもよいのか

　　同様に，患者さんが未成年者であっても，医師は，そのプライバシーを守る義務を負います．そして，検査の結果として説明をしなければならない内容は，前述のとおり，患者さん本人のセンシティブ情報に属する事柄です．それゆえ，その取り扱いは慎重になされなければなりません．

　　また，「個人として尊重」されなければならないのは，あくまでも患者さん本人です．両親であろうと，胎児の父親であろうと，法律的には「他人」です．それゆえ，**問題1のⓐ**と**ⓓは，どちらも担当医が他人にセンシティブ情報を漏らすことにほかなりません．これ**

は，患者さんのプライバシーを守る義務に違反します．よって，これらは誤りです．

　以上のとおりですので，**問題1**はⓒが正解です．

　問題1の解答：ⓒ 未成年であっても，その場で本人にだけ説明をする．

5 患者さん本人が両親への連絡を拒絶した場合 〔問題2〕

1) 倫理と法律の違い

　患者さんから「妊娠していることは，両親には内緒にしてほしい」と懇願された場合，担当医は，倫理と法律の「板挟み」となります．

　すなわち，倫理的には，患者さん本人と胎児の今後を考え，両親に伝えてその協力を仰ぐことが「正しい」といえるでしょう．しかし，法律的には，そうではありません．

2) 法律の立場

❶ 原則

　前述のとおり，医師は患者さんのプライバシーを守る義務を負います．そのため，担当医は，患者さんの意思に反する行動をとることはできません．よって，**問題2**のⓐは誤りです．

　患者さんが両親に伝えることについて何も言っていない状況であれば，**問題2**のⓒはきわめて有効な方法の1つです．常識的にみれば，両親に伝えてその協力を仰ぐことが患者さんにとっても利益になると考えられるためです．しかし，「妊娠していることは，両親には内緒にしてほしい」と明言された以上，これも許されません．よって，**問題2**のⓒも誤りです．

❷ 例外

　患者さんの生命や身体に危険が迫っている状況にあれば，担当医は，患者さんの生命や身体を守るために必要な治療をすることも許容されます．その延長線上で，両親に連絡をすることも正当化されます．ただ，単に妊娠をしているというだけでは，このような状況にあるとはいえません．

3) 正解と「ベストアンサー」

　以上のとおりですので，教科書的にいえば，**問題2**のⓑが正解ということになります．

　ただ，担当医には「妊娠していることは，両親には内緒にしてほしい」と言わせない工夫や，このような発言をした患者さんを翻意させる努力をすることが期待されているのではないでしょうか．

　もちろん，担当医にはこれらを行う法的な義務がある，ということではありません．しかし「先生」と呼ばれる以上，医師には教科書的な正解を超えて，よりよい結論を求める

社会的な責任があるのではないでしょうか．この意味では，**問題2**の⒟こそが「ベストアンサー」といえるでしょう．

> 問題2の解答：⒟ 本人に対して，両親に連絡するよう説得をする．

6 前述の内容を踏まえた対応の具体例

例えば，患者さんが未成年者である場合に，検査の結果，妊娠していることが明らかとなったときは（**問題1**），事前に患者さんに，重要なことであるから両親にも説明をする必要がある旨を告げて，その了解をとったうえ（その際には検査の結果自体については触れずに），その場でご両親に電話をかけて電話がつながっている状態のまま，患者さんとご両親に同時に検査の結果を説明する，という方法をとってはいかがでしょうか．

また，患者さんが両親への連絡を拒絶するおそれがあると感じられた場合には（**問題2**），担当医は，患者さんに検査の結果を説明する際に，「妊娠している以上，今後はご両親の協力が不可欠となります．ついては，検査の結果については，当然，ご両親にもお伝えしようと思います」と言って説得し，その場でご両親に電話を架ける，という方法をとってはいかがでしょうか．

もちろん，ほかにも，適切な方法はあります．先生方の創意工夫と「人間力」が大いに期待される場面です．

Profile

宗像 雄（Yu Munakata）

関谷・宗像法律事務所
ライフワークとして「医療」と「法律」の問題に取り組んでいます．医療機関側に立って，「医療安全」のあり方を研究するほか，近年はその「B面」（「クレーム対応」，「ハラスメント」など）にもはまっています．特技は，検査や手術の説明文書・同意書を書くことです．地域の中核病院なら，1施設およそ250種類です（笑）．

【各論：コンサルテーションの実際と指導医が教えてほしいこと】

法律的にはどうしたらいいのか？② 違法薬物使用

宗像 雄

① 薬物事犯の被害者は「社会」である．その検挙に協力することは，社会人として当然である

② 警察からの照会であっても，「正当な理由」がなければ応じてはならない

③ 診療を通じて取得された患者さんの情報は，施設に帰属する．医師個人のものではない

症例

48歳男性．自宅で，意識を失って倒れているのをご家族が発見し，救急搬送された．

General Appearance：ぐったりしている．

バイタルサイン：意識 傾眠傾向，血圧 152/74 mmHg，脈拍 76回/分，呼吸数 16回/分，体温 36.5℃，SpO_2 96%（室内気）．

身体診察：明らかな異常所見なし．

検査所見：覚せい剤の成分が検出された．

問題1：担当医として，この知り得た情報をどうすべきか？

ⓐ ただちに警察に通報して，病院に臨場してもらう．

ⓑ ご家族に連絡して，病院に来てもらうようお願いする．

ⓒ 警察にもご家族にも連絡しないで，患者さんに自ら警察に出頭するよう説得をする．

ⓓ かかわりたくないので，診察を中止する．

問題2：犯人が逮捕された後，警察から検査の結果について照会を受けた．担当医としてどう対応するべきか？

ⓐ 患者さんの同意がない限り応じられないといって，報告するのを断る．

ⓑ すぐに警察に検査の結果を報告する．

ⓒ 施設長（病院長）の了解を得たうえで，警察に検査の結果を報告する．

ⓓ かかわりたくないので，そのまま放置する．

1 総説

このケースは，「義務の衝突」と呼ばれるものです．

医師は，患者さんのプライバシーを守る義務を負いますが，同時に適切な診療を行う義務も負っています．そして，これらの義務が内容的に矛盾・衝突して，進退両難に陥ることがあります．

2 薬物事犯における「被害者」

覚せい剤などの違法薬物は，社会に害悪をもたらすことからその使用や所持が犯罪とされています．それゆえ，薬物事犯における「被害者」は「社会」です．違法薬物を使用した場合には自傷他害のおそれがあるので，「社会」とは，具体的には，自分自身と周囲の人という意味です．

患者さんが薬物事犯の犯人である場合，医師は疾患の診療に加え，「社会」すなわち患者さん自身と周囲の人の生命や身体を守ることを意識する必要があります．

それゆえ，**問題1のⓓ**も，**問題2のⓓ**も，どちらも誤りです．

3 患者さんのプライバシーの範囲

「未成年の妊娠」（pp.719～723）でも説明しましたが，「すべて国民は，個人として尊重され」なければなりません（日本国憲法第13条参照）．それゆえ，患者さんのプライバシーは守られなければなりません．

薬物事犯の犯人であっても，このことは，基本的には同じです．ただ，守られなければならないプライバシーの範囲は，通常の場合よりも狭くなります．これは，犯人から「社会」を守る必要があるためです．言いかえれば，「社会」を守るために必要かつ相当であると考えられる場合には，医師が患者さんのプライバシーを犠牲にすることも容認されます．

4 医師がとるべき行動 〔問題1〕

　犯罪は，国家の問題であり，家庭内の問題ではありません．家族に相談することは，かえって事態を混乱させます．家族が犯人を匿ったり，逃がしたりすれば，犯罪になります（刑法第103条参照）．よって，**問題1**のⓑは誤りです．

　また，医師が説得をした際に，患者さんから危害を加えられるおそれもあります．その結果，かえって犯人の罪が重くなります．よって，**問題1**のⓒも誤りです．

　薬物事犯の犯人であることが明らかとなった以上，患者さん自身と周囲の人の生命や身体を守るには，一刻も早く犯人の身柄を拘束する必要があります．よって，**問題1**のⓐが正解です．

　問題1の解答：ⓐ ただちに警察に通報して，病院に臨場してもらう．

5 警察からの照会への対応 〔問題2〕

　警察による照会は，施設に捜査関係事項照会書（刑事訴訟法第197条2項参照）を送付する方法で行われます．

　「警察からの要請」ということで条件反射のように応じている施設が少なくありません．しかし，この対応には，いささか問題があります．

　犯人にもプライバシーはあります．加えて，すでに逮捕されている場合には，「社会」を守る緊急性もありません．警察からの照会であっても，これに応じるには，正当な理由，つまり警察に情報を提供することが必要かつ相当であると考えられることが必要です．それゆえ，個々のケースにおける具体的な事情を踏まえて，応じるか否かを決定する必要があります．

　2019年2月，ポイントカードサービスの運営会社が，カードの利用状況を言われるままに警察に提供していたことが報道され，社会的な関心を集めました．患者さんやその家族の意識も確実に変わっています．この機会に，あらためて確認をしておいてください．

　結論からいえば，このケースでは，照会に応じることに「正当な理由」があります．検査の結果については，犯人である患者さんがその提供に応じるとは考えられず，かつ，裁判官より出される令状によって押収されることが確実であるためです．

　よって，**問題2**のⓐは誤りです．

6 情報は誰のものか 〔問題2〕

　照会に応じるとしても，どのようなプロセスを経るかはまた別の問題です．

　そもそも，医師が患者さんを診療することは，患者さんとの間の診療契約に基づいてい

ます．診療契約の当事者は，医師個人ではなく，施設(医療機関)です．それゆえ，**診療を通じて取得された患者さんの情報も，施設のものであり，医師個人のものではありません**．

　したがって，これを警察に提供するためには，施設長の了解をとる必要があります．医師の判断のみで情報を提供すると，施設の情報を漏えいしたことになりかねません．よって，**問題2**の⑥は誤りであり，ⓒが正解です．

> **問題2の解答：**ⓒ **施設長 (病院長) の了解を得たうえで，警察に検査の結果を報告する．**

　なお，前述の内容は，症例報告を行う場合にも同様にあてはまります．担当医は，責任をもって患者さんの診療にあたる必要がありますが，「自分の患者さん」と考えることはいささか危険です．

Profile

宗像　雄（Yu Munakata）
関谷・宗像法律事務所
詳細はp.723参照.

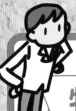

レジデントノート

特集関連バックナンバーのご紹介

2019年10月号 (Vol.21 No.10)

**救急でのエラー
なぜ起きる？
どう防ぐ？**

思い込み、行きちがい、ストレスなど
研修医がよく出合う
シチュエーションを認識しよう

坂本　壮／編

定価 2,000円＋税
ISBN 978-4-7581-1632-9

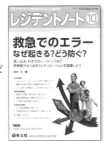

・自分の診療を改めて見直し、他にも陥りがちなエラーについて考えることで，今後の診療に活かすことができそうだと思いました．
・夜勤時のパフォーマンス維持の方法に関しては今後実践してみようと思いました．

2019年5月号 (Vol.21 No.3)

**バイタル・ABC評価
をトリアージでも
使いこなす！**

日常診療から災害までどんな場面でも役立つ、効果的な選別に欠かせない評価のしかたを身につけよう！

古川力丸／編

定価 2,000円＋税
ISBN 978-4-7581-1625-1

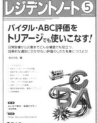

・基本のバイタルサインの見かたをこの時期に学ぶことができ，今後より高度な身体診察を行ううえでとても参考になりました．
・実症例を交えて実際にトリアージの練習ができたのは良かったです．

増刊2019年4月発行 (Vol.21 No.2)

心電図診断ドリル
波形のここに注目！

森田　宏／編

定価 4,700円＋税
ISBN 978-4-7581-1624-4

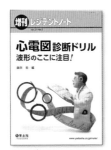
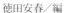

・症例ベースで心電図を学べる点が良かったと思います．
・心電図波形を可能な限り12誘導でのせている点や，冠動脈造影と心電図波形を並べてのせている点は，理解の大きな助けとなりました．

増刊2017年4月発行 (Vol.19 No.2)

**診断力を超強化！
症候からの内科診療**

フローチャートで見える化した
思考プロセスと治療方針

徳田安春／編

定価 4,700円＋税
ISBN 978-4-7581-1585-8

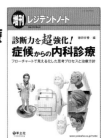

・取り上げられている症候がよくあるもの，馴染み深いものが多いので自分の知識の穴埋めをするかたちで読み進められてよかったです．
・フローチャートになっていて，短い時間で参照しやすかったです．

特集とあわせてご利用ください！

詳細は www.yodosha.co.jp/rnote/index.html

最新情報もチェック ➡ 🅵 **residentnote**　🐦 **@Yodosha_RN**

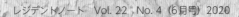

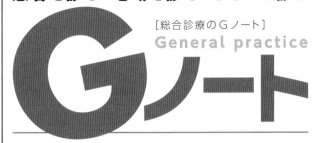
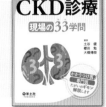

「放射線科研修で，画像診断の楽しさを知ってほしい！」と著者の小黒先生が自施設の研修医に教えてきた内容を元にしたテキストが発行になりました．「画像のどこに所見があるのかわからない」「レポートに何を書いたらいいのでしょうか」…そんな，わからないことだらけの初学者のために，必要最低限の知識を網羅的に解説しています．これを読んだらレポートがしっかり書けるようになります！

特別企画として，4回にわたって「7章 血管，血腫」と「特別付録」の内容を全文掲載します．

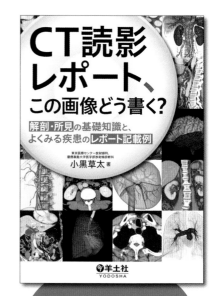

CT読影レポート、
この画像どう書く?

解剖・所見の基礎知識と、よくみる疾患のレポート記載例

小黒草太（東京医療センター 放射線科、慶應義塾大学医学部 放射線診断科）

■定価（3,800円＋税）　■A5判　■238頁　■ISBN978-4-7581-1191-1

CT読影レポートの実例満載！

本書の内容

1章　読影レポートを書く前の基礎知識

2章　頭部

3章　胸部
1. 肺野
2. 肺動静脈

4章　腹膜，肝胆膵脾
1. 腹膜腔と腹膜外腔
2. 肝臓
3. 胆嚢と胆管
4. 膵臓
5. 脾臓

5章　泌尿生殖器
1. 副腎
2. 腎
3. 尿管
4. 膀胱
5. 前立腺
6. 子宮，卵巣，腟

6章　腸管
1. 上部消化管
2. 下部消化管

7章　血管，血腫
1. 血管
2. 血腫

8章　リンパ節

特別付録
放射線科で必ず行う
静脈路確保の手順とコツ
〜サーフローフラッシュ

7章　血管，血腫

1. 血管
◆基礎知識
◆異常所見：大動脈解離／大動脈瘤／大動脈瘤破裂（rupture）／外傷性大動脈損傷／上腸間膜動脈の途絶

2. 血腫
◆基礎知識
◆異常所見：淡い高吸収腫瘤／血腫内への造影剤の漏出／女性の急性腹痛と血性腹水貯留

臓器ごとに、

◆ 「基礎知識」として解剖や読影方法など

◆ 「異常所見」として、各所見の見極め方や、読影レポートの書き方

を具体的に解説していきます！

特別に4回にわたり本書から掲載！今回は第4回（特別付録）です

（第1回〜第3回は2020年1月号〜3月号に掲載しました）

特別付録 放射線科で必ず行う 静脈路確保の手順とコツ
～サーフローフラッシュ

手順①：駆血帯をつける

　　静脈は怒張するが動脈は触れるくらいを意識する．血管を怒張させ良い血管を見つけることが大事（Ⓐ）．初心者は駆血が弱いことが多いので注意が必要．親指を中にしてギュッと握ってもらう．

　　一度駆血して再度ゴムを引っ張ると皮膚を巻き込むことがあるので注意（Ⓑ）．慣れるまで「引っ張るのは一度だけ」．

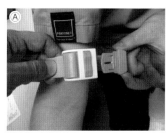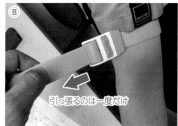

引っ張るのは一度だけ

手順②：ターゲットの血管を探す

　　真直ぐな血管を探す．支脈の合流部は血管が動きにくいのでさらに良い．行うべき工夫として，腕を心臓よりも下の位置に下げ血管の怒張を促す，蒸しタオルなどで静脈付近を温めることで血管を拡張させる，「普段はどこで採っていますか？」と患者さんに聞いてみるなどがある．

　　橈骨神経の近傍で疼痛が問題になりやすい前腕の橈側皮静脈は刺さない（図）．

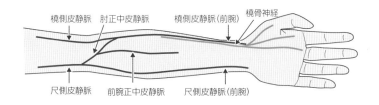

橈側皮静脈　　肘正中皮静脈　　橈側皮静脈（前腕）　　橈骨神経

尺側皮静脈　　前腕正中皮静脈　　尺側皮静脈（前腕）

手順③：持ち方と固定方法

　　中指と親指で写真（Ⓐ–1）のように持つことで手前のプラスチック内が観察可能となるのでおすすめである．

　　穿刺部より2cm程度下を左手の親指で軽く斜め手前に引きながら固定（Ⓐ–2）．この時，強く引きすぎると血管が不明瞭化するので注意．

　　きちんと固定したい場合は皮膚を左右に引っ張ることで血管が動きにくくなる．左手は裏からでも表からでもやりやすい方でよい（Ⓑ–1，Ⓑ–2）．

　　ただし，持ち方と固定に関してはさまざまであり自分なりに良い方法を模索するとよい．

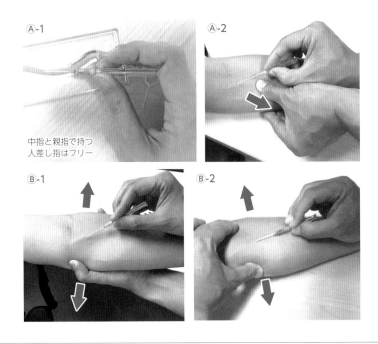

Ⓐ-1　中指と親指で持つ　人差し指はフリー
Ⓐ-2
Ⓑ-1
Ⓑ-2

手順④：穿刺点を決定する

狙うポイントの数mm手前を穿刺点（▲）にする（Ⓐ）．

血管が見えている（浅い）ときは2〜3mm手前から浅い角度（Ⓑ）．

血管が見えにくいが触れる（深い）ときは4〜5mm手前から深い角度（Ⓒ）．

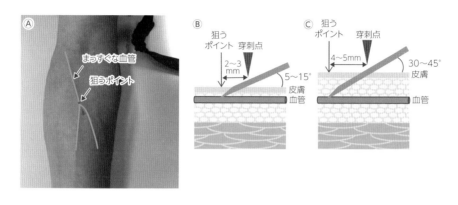

---

memo **サーフローフラッシュの構造**

内針とカテーテル先端の間に距離がある．サーフローフラッシュは内針に溝があり，ここを血液が通る（Ⓐ）．

内針の先端からカテーテル先端までの距離は，穿刺針が太くなるに従い長くなる（Ⓑ）．このため太いサーフローは難しい．

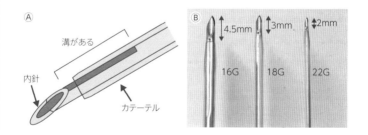

手順⑤：穿刺する

　　指す前に内針の出し入れを小さく1〜2回して，抵抗を少なくしておく（Ⓐ）.
　　皮膚を貫くときが一番痛いので，すばやく皮膚を貫く. 一方で，皮下組織は疼痛が少ないのでゆっくり進める（重要）.
　　内針の先端が血管に当たると手前のプラスチック内に逆血がみられる（Ⓑ，Ⓒ）.

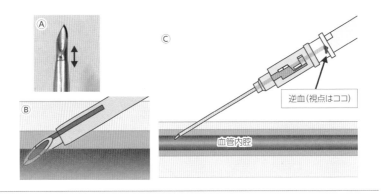

手順⑥：カテーテル先端まで血管内に進める

　　5°程度に角度を浅くして内針の先端からカテーテル先端までの長さ（22Gでは2mm）ゆっくり進める（重要）. 溝が血管内に入るとカテーテル内に逆血がみられる（Ⓐ）.
　　浅い角度でゆっくりと進めることで後壁を貫きにくくなる（Ⓑ）.

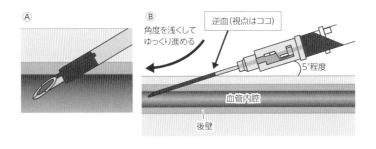

手順⑦：カテーテルを挿入する

　　右掌を患者さんの皮膚に密着させ，中指と親指でプラスチック部分を把持し内針が微動だにしないくらいに固定し，右手の人差し指でカテーテルを進める（固くて押しにくいときがある）．

　　この際，左手を動かすと静脈の位置がずれてカテーテル先端が血管内から逸脱してしまうので左手を動かさないことが重要（下図）．

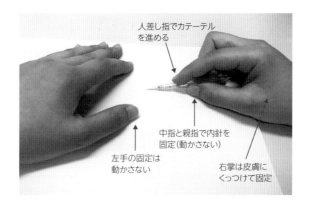

手順⑧：接続する

　　カテーテルを進めたら，内針を抜く前に駆血帯を外す（Ⓐ-1，Ⓐ-2）．

　　穿刺点近くのカテーテルをいくら押しても止血できないが，穿刺点からカテーテルの長さ分（22Gだと2.5cm）先を押さえると止血可能．中指で止血し，人差し指と親指で接続部を掴み，内針を抜く（Ⓑ）．

　　生理的食塩水につないだ延長チューブを強くねじ込み，テープで固定後，逆血を確認（Ⓒ）．動脈留置した場合はチューブ内で血液が拍動するので，必ず拍動がないかを確認．

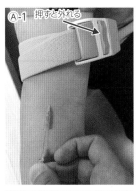

Ⓐ-1 押すと外れる

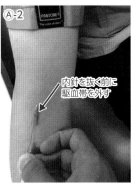

Ⓐ-2 内針を抜く前に駆血帯を外す

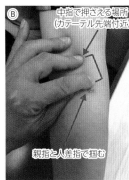

Ⓑ 中指で押さえる場所（カテーテル先端付近）

親指と人差指で掴む

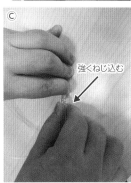

Ⓒ 強くねじ込む

---

memo **注意事項**

1）検査や治療を迅速に行うのが最も大事であり，2回程失敗したら速やかに熟練者へ連絡.

2）穿刺できる場所が1カ所のみの難しい患者さんは穿刺前に熟練者へ連絡.

3）準備，患者確認，消毒，廃棄の方法に関しては，事前に施設の方針を確認.

※本稿は単行本「CT読影レポート、この画像どう書く？」pp.229～234より転載したものです.

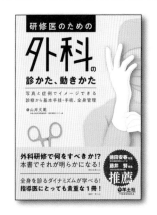
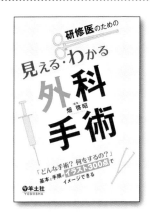
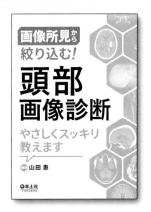

シリーズ：No グラム染色，No 感染症診療
〜グラム染色像からの菌の同定と適切な抗菌薬の決め方

第2回 見分けた菌からの抗菌薬の決め方

林　俊誠

● 「グラム染色の先」を知りたい研修医の皆さんへ

　　抗菌薬の決め方には2種類あります．起因菌が確定していない段階で最初に使う抗菌薬の決め方（経験的治療）と，確定した菌名や抗菌薬感受性結果に応じた決め方（確定的治療）です．経験的治療では菌名と抗菌薬感受性結果を推定して抗菌薬を決定します．前回（2020年5月号）でグラム染色での菌の見分け方をマスターしていれば菌名は高精度に推定できます．あとはその菌の抗菌薬感受性結果さえ推定できれば，抗菌薬が決められます．

　　例えば肺炎患者で喀痰グラム染色所見から肺炎球菌を推定した場合です．これまで検出された肺炎球菌の抗菌薬感受性結果の統計が「ペニシリンGが効く株が98％（＝ペニシリンG感受性率98％）」かつ「カルバペネム感受性率80％」であったら，最初に使う抗菌薬はペニシリンGに決まります．このような**主要菌の感受性率の統計表を「アンチバイオグラム」**と呼びます．

● アンチバイオグラムの見方と使い方

✏ まずは自施設のアンチバイオグラムを手に入れよう ——————

　　同じ菌種でも，施設や地域ごとに感受性率は異なります．グラム陰性桿菌，特に緑膿菌の感受性率は施設ごとに大きく異なりますので，自施設のアンチバイオグラムを事前に確認しておくことが大切です．もし手元にない，あるいは見たことがない場合は，検査室に相談してみましょう．

✏ 患者の重症度に基づいた抗菌薬選択のメリハリ ——————

　　軽症から中等症の患者には一般に「十中八九，治りますよ」と著者は説明しています．抗菌薬もその説明に合わせるよう，感受性率80％前後かそれ以上のものを選ぶのが原則です．一方で敗血症性ショックなどの重症患者においては，万一でも抗菌薬が効かない事態は死亡や後遺症リスクに直結しますので，できる限り感受性率が100％に近いものを選ぶべきです．

どんな重症度でも感受性率100%に近い抗菌薬で初期治療するほうが一見安全に思えます. しかしそのような治療の多くは広域抗菌薬の乱用につながり, 菌の耐性化がより進行して, 将来重症患者が来たときに100%感受性が保証できる抗菌薬がなくなってしまう恐れがあります. **重症度に応じて, 感受性率100%の抗菌薬を温存する, あるいは躊躇なく使うというメリハリが必要**です.

抗菌薬の決め方の実際

今回は日常診療において頻用されるβラクタム系抗菌薬を中心に記載しました. ここで提示したのは一案であり, 実際はアレルギーの有無や抗菌薬が髄液などの感染臓器に移行するかどうかなどを加味して抗菌薬を決定する必要があります.

グラム染色所見のタイプ別に, 厚生労働省の公開情報から作成した感受性率（2018年）と, あなたの施設の感受性率を比較できる**表**（表1〜6）を用意しました. ぜひ自施設のアンチバイオグラムを見ながら書き込んでみてください.

球菌を推定した場合

❶ ブドウ球菌を推定（表1）

ブドウ球菌を推定した場合は, バンコマイシン（VCM）かセファゾリン（CEZ）かの2択です. ブドウ球菌が起こす重症・難治感染症である心血管感染症, 人工物感染症や骨感染症の初期治療薬はバンコマイシンが安全でしょう. 外傷に伴う蜂窩織炎や皮下膿瘍でブドウ球菌が推定された場合はコアグラーゼ陰性ブドウ球菌ではなく黄色ブドウ球菌が起因菌とほぼ断定できますので, 黄色ブドウ球菌のメチシリン感受性率（＝CEZ感受性率）が80%程度と良好な施設であればセファゾリンでの初期治療も選択肢となります. メチシリン感受性率は現在ではオキサシリン（MPIPC）またはセフォキシチン（CFX）の感受性率

表1 ● 主なブドウ球菌のアンチバイオグラム

	CEZ	VCM
Staphylococcus aureus（全国）	53%	100%
Staphylococcus aureus（自施設）		
Staphylococcus epidermidis（全国）	24%	100%
Staphylococcus epidermidis（自施設）		

文献1をもとに作成.

としてアンチバイオグラムに記載されます.

❷ レンサ球菌を推定（表2）

　レンサ球菌はペニシリン系抗菌薬にほぼ100％感受性がありますので，初期治療薬はペニシリンG（PCG）やアンピシリン（ABPC）に決まります．ただし，レンサ球菌のごく一部では，ペニシリンが細胞壁に作用しづらくなる変異をもつため，ペニシリン系抗菌薬に耐性を示す場合もあります．緑色レンサ球菌とも呼ばれる *Streptococcus viridans* group は全国データがありません．

❸ 腸球菌または肺炎球菌を推定（表3）

　腸球菌を推定した場合の初期治療薬は，アンピシリン（ABPC）か，バンコマイシン（VCM）かの2択です．主な腸球菌にはアンピシリンに100％感受性の *Enterococcus faecalis* と，バンコマイシンが必要なことが多い *E. faecium* があげられます．腸球菌に占める *E. faecium* の検出割合が20％未満であればアンピシリンで問題ないでしょう．

表2 ● 主なレンサ球菌のアンチバイオグラム

	PCG	ABPC
Streptococcus pyogenes（全国）	100％	100％
Streptococcus pyogenes（自施設）		
Streptococcus agalactiae（全国）	94％	98％
Streptococcus agalactiae（自施設）		
Streptococcus viridans group（自施設）		

文献1をもとに作成.

表3 ● 腸球菌と肺炎球菌のアンチバイオグラム

	PCG	ABPC	CTRX・CTX	MEPM	VCM
Enterococcus species（全国）		71％			100％
Enterococcus species（自施設）					
Streptococcus pneumoniae（全国・髄液検体以外）	98％		97％	82％	100％
Streptococcus pneumoniae（自施設・髄液検体以外）					
Streptococcus pneumoniae（全国・髄液検体）	62％		88％	93％	100％
Streptococcus pneumoniae（自施設・髄液検体）					

文献1をもとに作成.

　肺炎球菌を推定した場合には，髄膜炎の有無によって感受性の判定基準が異なり，抗菌薬選択も変わります．髄膜炎がなければペニシリン系抗菌薬が第一選択です．髄膜炎がある場合は判定基準が厳しく，ペニシリン系抗菌薬は80％を下回る感受性になります．肺炎球菌髄膜炎の初期治療で，万一でもペニシリンが効かない事態は神経後遺症に直結しますので，初期治療はセフトリアキソン（CTRX）とバンコマイシン（VCM）を併用することが勧められます．

🖊 モラクセラ，淋菌，髄膜炎菌を推定

　これらの菌は感受性率が一定なため，使用すべき抗菌薬がほぼ1対1で決定されます．モラクセラは高率にペニシリナーゼを産生しているので，これを阻害できるアンピシリン/スルバクタム（ABPC/SBT）を選択します．淋菌または髄膜炎菌を推定した場合はセフトリアキソン（CTRX）で初期治療を行います．

🖊 桿菌を推定

❶ 大腸菌やその類縁を推定（表4）

　大腸菌やその類縁を推定した場合，中等症まではセフトリアキソン（CTRX）やセフォタキシム（CTX）が選択肢となります．しかし，すべてのペニシリン系とセファロスポリン系を分解できる基質拡張型βラクタマーゼ（extended spectrum beta-lactamase：ESBL）産生菌が増加しており，大腸菌のESBL産生株が20％を超える場合にはカルバペネム系抗菌薬であるメロペネム（MEPM）や，エビデンスは乏しいもののピペラシリン/タゾバクタム（PIPC/TAZ）の初期選択もやむをえないでしょう．

❷ インフルエンザ桿菌を推定（表5）

　インフルエンザ桿菌を推定した場合，セフトリアキソン（CTRX）やセフォタキシム（CTX）はほぼ100％の感受性率です．副鼻腔炎や気管支炎などで重症ではない場合，感受性率が80％近くあればアンピシリン/スルバクタム（ABPC/SBT）も選択肢になるでしょう．

表4 ● 大腸菌とクレブシエラ菌のアンチバイオグラム

	CTRX・CTX	MEPM
Escherichia coli（全国）	71％	100％
Escherichia coli（自施設）		
Klebsiella pneumoniae（全国）	90％	99％
Klebsiella pneumoniae（自施設）		

文献1をもとに作成．

❸ 緑膿菌やその類縁を推定（表6）

　緑膿菌やその類縁を推定した場合は，施設によってアンチバイオグラムが大きく異なります．ピペラシリン（PIPC），セフタジジム（CAZ），セフェピム（CFPM），メロペネム（MEPM）のどれが最も感受性率が高いのか，自施設のアンチバイオグラムを事前に確認しておきましょう．

★ Point
● 経験的治療の抗菌薬は，グラム染色所見とアンチバイオグラムをみて決める
● 自施設の最新状況を反映したアンチバイオグラムを入手する
● 推定菌の感受性率を確認し，患者や疾患の重症度に応じて抗菌薬を決める

● おわりに

　グラム染色は何のために行うのか．それは「アンチバイオグラムのどこをみればいいかの道標にするため」です．**グラム染色と同じくらい，アンチバイオグラムは大切**なのです．万一，菌株数が記載されていない，肺炎球菌が髄膜炎基準しか載っていない，本来使用すべきでない抗菌薬の組合わせ（例：腸球菌とカルバペネム系抗菌薬）が掲載されている，など臨床的に使用しづらいアンチバイオグラムであれば，検査室と協力して一緒に改訂しましょう．ポケットサイズや電子カルテからすぐにみられるようになっていれば便利です．あなたの病院でも，一工夫してみませんか．

　次回は，グラム染色でよくあるピットフォールについてわかりやすくとり上げます．お楽しみに！

表5 ● インフルエンザ桿菌のアンチバイオグラム

	ABPC/SBT	CTRX・CTX
Haemophilus influenzae（全国）	64 %	98 %
Haemophilus influenzae（自施設）		

文献1をもとに作成．

表6 ● 緑膿菌のアンチバイオグラム

	PIPC	CAZ	CFPM	MEPM
Pseudomonas aeruginosa（全国）	80 %	86 %	86 %	84 %
Pseudomonas aeruginosa（自施設）				

文献1をもとに作成．

文　献

1）厚生労働省 院内感染対策サーベイランス事業：検査部門公開情報, 2018
　　https://janis.mhlw.go.jp/report/kensa.html

参考図書

1）「抗菌薬ドリル」（羽田野義郎/編）, 羊土社, 2019
　　↑培養結果が判明した後の抗菌薬選択についての良書.
2）「感染症ケースファイル」（谷口智宏/著, 喜舎場朝和, 他/監）, 医学書院, 2011
　　↑実際の症例で抗菌薬の決め方について解説.

Profile

林　俊誠 (Toshimasa Hayashi)

前橋赤十字病院 感染症内科
私の記憶に残る格言は, 米国感染症専門医である青木 眞 先生の「重症だから
カルバペネム, は正しいとは限らない」でした. 肺炎球菌肺炎に「重症だか
ら」カルバペネム系抗菌薬を使うことがなぜおかしいか気づいたのは, アン
チバイオグラムを眺めていたときでした. 抗菌薬に「強い・弱い」はないと
実感したのも, この瞬間でした.

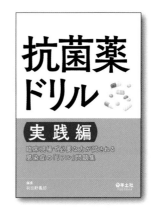

シリーズ：世界に目を向けた熱中症対策
〜2020年の夏をめざして，春からはじまる集中連載

第2回 日本と海外，それぞれの熱中症への対応

神田　潤

● はじめに

　熱中症は，数日の間に患者が集中する特徴があり，研修医をはじめとした若手医師もおのおのが自立して戦力になってもらわなければ，夏の救急医療は成立しません．本シリーズでは，型通りの教科書的事項を超えて，世界標準やエビデンスに基づく熱中症対策についてご紹介していこうと思います．

　前回（2020年5月号）は，重症例と非重症例に分けて，それぞれの対策について，概略を明らかにしました．今回は，海外での熱中症対策について紹介しながら，現実的な対応策について考えていきます．

● 重症度と初期対応：日本 vs 海外

🖋 1）日本救急医学会の推奨する熱中症重症度分類

　わが国の標準的な重症度の診断基準である「日本救急医学会の推奨する熱中症重症度分類」（以下重症度分類）については，下記のように，臨床症状に応じてⅠ度〜Ⅲ度までに分類します[1]．

　Ⅰ度の症状は，めまい，大量の発汗，欠神，筋肉痛，こむら返りで，heat syncope，heat crampに相当します．

　Ⅱ度の症状は，頭痛，嘔吐，倦怠感，虚脱感，集中力や判断力の低下（Japan Coma Scaleが1以下）で，heat exhaustionに相当します．

　最重症であるⅢ度の症状は，中枢神経障害，肝・腎障害，血液凝固異常（disseminated intravascular coagulation：DIC）で，heat strokeに相当します．

　わが国の重症度分類では，採血検査を用いて，多臓器不全の要素を重症の判断に用いていることが，特徴といえます．

🖋 2）Bouchama基準

　一方，海外では2002年のN Engl J Medの総説で示されたBouchama基準に従うのが一般的です[2]．

heat stroke は "Severe illness characterized by a core temperature ＞ 40 ℃ and central nervous system abnormalities such as delirium, convulsions, or coma" となっており，深部体温 40 ℃以上で中枢神経障害を伴う重症と定義されています．

heat exhaustion は "Mild-to-moderate illness due to water or salt depletion that results from exposure to high environmental heat or strenuous physical exercise; signs and symptoms include intense thirst, weakness, discomfort, anxiety, dizziness, fainting, and headache; core temperature may be normal, below normal, or slightly elevated （＞ 37 ℃ but ＜ 40 ℃）" と，重度の口渇・倦怠感・めまい・頭痛など多様な症状を認める軽症〜中等症の状態であり，深部体温は 37 〜 40 ℃であることが多いと定義されています．

Bouchama 基準では臨床症状を考慮していますが，重症の判断に深部体温が大きな要素を占めているのが，主な特徴といえます．

3) 両者の比較

双方の定義を比較すると，重症はⅢ度で heat stroke，軽症〜中等症がⅠ・Ⅱ度で heat exhaustion と分類できますが，深部体温を含んでいるかどうかが大きく異なっています．また，中枢神経障害を認める場合はどちらも重症となることにも注意すべきです．

私自身の個人的な体験ですが，海外で日本の熱中症の研究者だと自己紹介すると，「なんで日本は熱中症で深部体温を測らないのか」と不思議そうに言われたことが何回かあります．しかし，日本では深部体温が重症度分類に入っていないだけで，深部体温を測定しないで治療をしているわけではありません．また，臓器特異的な治療が確立しているわけではないので，多臓器不全を重視していることを理解してもらいにくい状況です．そのあたりを説明するのは，言葉の壁もあって，なかなか難しいものがあります．

4) 初期対応へどう生かすか？

熱中症の初期治療で重要なのは，高体温に対する積極的な冷却と脱水に対する水分補給です．それでは，熱中症の初期対応において，重症度分類と Bouchama 基準のどちらに従うべきでしょうか？

答えとしては，どちらか1つを選択する必要はなく，むしろ両方のよい部分を参照しながら初期対応を行うべきだと考えます．具体的には，中枢神経障害を呈している場合はそれだけでⅢ度に該当しますが，**まず深部体温を測定して，40 ℃以上なら heat stroke としてすみやかに積極的な冷却を開始する**べきです．採血検査をして，多臓器不全を認めたら，適切な対症療法を行いましょう．深部体温が 40 ℃以下なら，治療の中心は脱水に対する水分補給になります．また，ほかの意識障害を呈する疾患との鑑別（脳血管障害や循環不全）も重要です．

🖊 5）深部体温をどこで測るか？

　ところで，Bouchama基準の特徴は深部体温が項目に含まれていることだと説明しましたが，皆さんの病院では深部体温をどこで測っていますか？ 膀胱留置カテーテルを用いて膀胱温を測ることが多いのではないかと思いますが，直腸温，食道温，鼓膜温などを測定している施設もあるかもしれません．

　海外では，アメリカンフットボールやマラソン，軍隊の訓練などにおける労作性熱中症の対策が熱中症対策の起源になっていることもあり，簡便性や経済面から直腸温を測定することが圧倒的に多いようです[3]．試合や訓練のあとに熱中症対策のケア〔多くの場合はアイスプール（cold water immersion）〕を行う際に，一時的に深部体温を測定する前提で直腸温を測定しています．わが国では，熱中症の重症患者は入院することが前提で，入院後も尿量を測定する必要があるため，膀胱留置カテーテルを用いて膀胱温を測定するケースが多いのではないかと考えます．

　現状では，これらの深部体温の間には，大きな差はないと考えて治療を行ってよいと思いますが，**深部体温測定が全身の体温を反映しているか注意してください**．極端な例だと，直腸温や膀胱温で深部体温をモニターしているのに，膀胱洗浄で冷却を行うと，下半身のみが局所的に冷却された形となり，結果的に脳や上半身が高体温のまま冷却されないといったことになる危険があります．

● 冷却方法：日本 vs 海外

🖊 1）cold water immersion を急いで導入するべきか？

　海外の文献では，労作性熱中症には cold water immersion，非労作性熱中症には蒸散冷却法が有効だとされています．一方で，わが国では cold water immersion を行っているのは限られた施設で，多くの施設が蒸散冷却法を用いているのではないかと思います．それでは，2020年の夏に向けて，わが国でも cold water immersion を急いで広めていくべきなのでしょうか？

　図1は，海外のマラソン大会（2020 Khon Kaen International Marathon）の視察での写真です．ゴールした後のランナーが，自分でミニプールに入って，体を冷やしていました．足湯のようにしている人もいますが，なかには，全身を冷やしている人もいます．また，cold water immersion といえば，2019年のラグビーワールドカップで活躍した日本代表が合宿中にミニプールでクーリングしているのが話題になりました．これらは熱中症の予防の1つであり，病院での熱中症治療とは厳密には違うと思います．多くの cold water immersion に関する報告も同様に，予防を含む労作性熱中症の病院前診療について（＝病院での診療ではない）のものが多く，死亡率が0％だったからといって，単純に導入できる成果

ではないと考えます．

その一方で，千葉県の総合病院国保旭中央病院救命救急センターでは，実際の臨床にcold water immersionを導入して，優秀な成績を修めています[4]．2019年の台風災害で停電が続いて重症の熱中症患者が搬送された際も，cold water immersionによりすみやかな冷却を行い，高体温と意識障害がすみやかに改善しています．**図2**は，旭中央病院の訓練の様子です．アイスプールをどのタイミングで膨らまして，どのタイミングで水を貯えるかなどを，事前にトレーニングを重ねたことが病院診療へのcold water immersionの導入成功のカギだったと考えます．

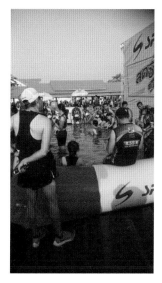
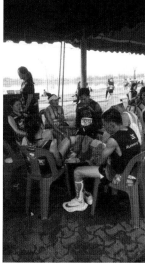

図1 ● 海外のマラソン大会（2020 Khon Kaen International Marathon）での cold water immersion

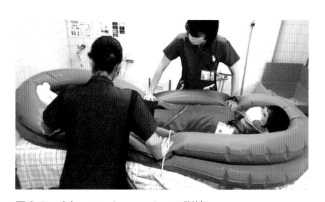

図2 ● cold water immersionの訓練
写真提供：総合病院国保旭中央病院 救命救急センター長 髙橋功先生．

2) 蒸散冷却法の質の担保

それでは，従来通りの蒸散冷却法を行うのがよいのでしょうか？日本救急医学会が実施したHeatstroke STUDY 2017-18では，蒸散冷却法では推奨される6.0℃/時の体温低下を達成する症例がありませんでした．蒸散冷却法の質には習熟度が大きく関連しています．例えば，体位交換を行わないと，背面に熱が残存して冷却がうまくいきません．わが国では，事前に冷却の訓練を行う施設はほとんどないと思われますが，本来は事前に十分な訓練をして，夏に備えることが必要です．

3) 新しい体温管理機器を用いた冷却法

cold water immersionや蒸散冷却法の準備ができない施設はどうしたらよいのでしょうか？血管内冷却カテーテルを用いた深部冷却（サーモガード）やゲルパッド水冷式体表冷却（Arctic Sun）などの最新式体温管理装置を用いた冷却は，適切に機器の導入や管理を行えば，1つの解決策になると思われます[5, 6]．Heatstroke STUDY 2017-18でも1例ですが，血管内冷却は十分な冷却速度に達していました．しかしながら，重症脱水の症例に中心静脈カテーテルを入れるのは難しいこともありますし，導入自体に費用がかかることを考慮すると，一概にすべての施設で導入が適切かは慎重な判断が必要です．

4) どの冷却を行うのか？

cold water immersion，蒸散冷却法，最新式体温管理装置を用いた冷却のそれぞれについて考察してきましたが，いずれにしても，**十分な冷却の質を担保するには，事前の準備が必要**だということです．現状では，どの冷却法が優れているかを比較した文献はないので，各施設の実情に合わせた冷却法を選択して，事前に十分な準備をし，2020年の夏に備えるのが望ましいと考えます．

今回は実践編として，重症度分類と冷却法について，わが国と海外の実情を比較しながら説明しました．次回の最終回では，実際の文献を紹介しながら，これまでの総まとめをする予定です．

文 献

1）日本救急医学会 熱中症に関する委員会：熱中症診療ガイドライン2015，2015
 https://www.mhlw.go.jp/file/06-Seisakujouhou-10800000-Iseikyoku/heatstroke2015.pdf
2）Bouchama A & Knochel JP：Heat stroke. N Engl J Med, 346：1978-1988, 2002（PMID：12075060）
3）Gaudio FG & Grissom CK：Cooling Methods in Heat Stroke. J Emerg Med, 50：607-616, 2016（PMID：26525947）
4）山田栄里，他：cold water immersionによる冷却法を施行した重症熱中症の4例．日本救急医学会関東地方会雑誌，39：118，2018

5）Yokobori S, et al：Feasibility and Safety of Intravascular Temperature Management for Severe Heat Stroke: A Prospective Multicenter Pilot Study. Crit Care Med, 46：e670–e676, 2018 （PMID：29624537）

6）神田 潤, 他：体温管理機器Arctic Sunを用いた冷却により，良好な転帰を得た重症熱中症2例．日本救急医学会関東地方会雑誌，35：326-328，2014

Profile

神田　潤（Jun Kanda）

帝京大学医学部 救急医学講座
日本救急医学会熱中症および低体温症に関する委員会
私の勤務する帝京大学は3次救急の重症患者搬送数が年間2,000名を超える応需率97％超の都内最大の救命救急センターで，一晩に10名以上の重症患者が搬送されてくるときもあります．当直明けは自宅近くのスーパー銭湯で水風呂と露天風呂の交換浴で疲れをとるのが，至福のひとときです．最近は水風呂につかりながら，これってcold water immersionだよなと確認しながら，熱中症の研究に思いを馳せています．

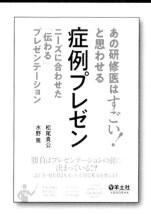

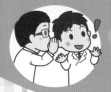

第39回　TRAbとTSAb，どうやって使い分けるの!?

高木潤子

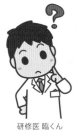

先生，甲状腺機能亢進症の患者さんが紹介されてきたので，バセドウ病だと思って採血を実施したのですが…TRAbが陰性だったんですよ．指導医に相談したら，TSAbを測ってみたら？ と言われたのですが…どう違うのですか？

研修医 臨くん

指導医の先生が仰るように，TRAbとTSAbは甲状腺の自己抗体でバセドウ病など甲状腺疾患の鑑別に大切なんだ．今回は両抗体の使い分けを説明するね！

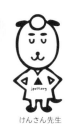

けんさん先生

解 説

● TRAbとTSAbの概要

　バセドウ病では，甲状腺細胞膜上のTSH受容体を刺激する自己抗体が産生される．甲状腺機能亢進症の患者の自己抗体は，TRAb（thyrotropin receptor antibody：抗TSH受容体抗体）またはTSAb（thyroid stimulating antibody：甲状腺刺激抗体）により評価されるということは理解しているかな？ では，それぞれを解説していこう．

　まずはTRAbに関して．**TRAbは，標識したモノクローナル抗TSH受容体抗体ないし標識したTSHのTSH受容体抗体への結合を，患者血清がどの程度阻害するかを調べているんだ**．つまりTRAbは，血清に含まれるTBⅡ（TSH binding inhibitory immunoglobulin：TSH受容体結合阻害免疫グロブリン）の活性を測定しているのだけれど，この測定法は第1世代〜第3世代まで開発されており，第1世代の測定法から干渉物を取り除いたものが第2世代，さらに改良されたものが第3世代なんだ．第3世代はELISA（enzyme-linked immunosorbent assay）法とECLIA（electro-chemiluminescence immunoassay）法の2種類があり，ECLIA法は測定時間が短いため，当日結果が確認できるよ．

　次にTSAbに関して．**TSAbは甲状腺細胞のサイクリックAMP産生増加を測定することで，自己抗体の甲状腺刺激活性を調べる方法なんだ**．従来のTSAbはバセドウ病の診断における感度，特異度がTRAbより劣っていたのだけれど，2015年から用いられているTSAb改良法は，TRAbよりバセドウ病での陽性率が高く，TRAb陰性のバセドウ病の全例でTSAb陽性であったとの報告があるくらいなんだ[1]．

● どうやって使い分ける？

　では，どちらを測定しても同じなんだろうか？ 実は，TRAbは抗TSH受容体抗体全体をさしており，TSAbとTSBAb（thyroid stimulation blocking antibody：甲状腺阻害抗体）の両方を含んでいるんだ．そして，TRAbはTSH受容体結合阻害免疫グロブリン（TBⅡ）の活性を測定す

表 バセドウ病の診断ガイドライン

a) 臨床所見
1. 頻脈, 体重減少, 手指振戦, 発汗増加等の甲状腺中毒症所見
2. びまん性甲状腺腫大
3. 眼球突出または特有の眼症状

b) 検査所見
1. 遊離T4, 遊離T3のいずれか一方または両方高値
2. TSH低値 (0.1 μU/mL以下)
3. 抗TSH受容体抗体 (TRAb, TBII) 陽性, または刺激抗体 (TSAb) 陽性
4. 放射性ヨード (またはテクネシウム) 甲状腺摂取率高値, シンチグラフィでびまん性

1) バセドウ病
a) の1つ以上に加えて, b) の4つを有するもの
2) 確からしいバセドウ病
a) の1つ以上に加えて, b) の1, 2, 3を有するもの
3) バセドウ病の疑い
a) の1つ以上に加えて, b) の1と2を有し, 遊離T4, 遊離T3高値が3カ月以上続くもの

【付記】
1. コレステロール低値, アルカリフォスファターゼ高値を示すことが多い.
2. 遊離T4正常で遊離T3のみが高値の場合が稀にある.
3. 眼症状がありTRAbまたはTSAb陽性であるが, 遊離T4およびTSHが正常の例は euthyroid Graves' disease または euthyroid ophthalmopathy といわれる.
4. 高齢者の場合, 臨床症状が乏しく, 甲状腺腫が明らかでないことが多いので注意をする.
5. 小児では学力低下, 身長促進, 落ち着きのなさ等を認める.
6. 遊離T3 (pg/mL) / 遊離T4 (ng/dL) 比は無痛性甲状腺炎の除外に参考となる.
7. 甲状腺血流測定・尿中ヨウ素の測定が無痛性甲状腺炎との鑑別に有用である.

文献2より転載.

る検査項目であるため, TSAbとTSBAbの両者を反映してしまう. 前述したようにTSAb＝甲状腺刺激抗体だけれども, TSBAb＝甲状腺阻害抗体だから, 甲状腺機能低下症の原因となるよね. このような理由で, **TRAb測定は血清中の抗体値を反映するが, 必ずしも甲状腺刺激活性を反映しているわけではないんだ.** これが臨くんの質問への回答になるんじゃないかな.

さて, 最後にバセドウ病の診断ガイドラインを確認してみよう (表). 「抗TSH受容体抗体 (TRAb, TBII) 陽性, または刺激抗体 (TSAb) 陽性」と書いてあるね. TRAbは90％以上の患者さんで陽性だし, 病態をよく反映することが知られているんだ. でも, 前述したようにTSAbだけ陽性の患者さんもいるから, TRAb陰性＝バセドウ病ではない…と断定できないことに気をつけてね. また, TRAbとTSAbの同時測定は認められていないから, 時期をずらして測定することも覚えておいてね！

今月の Tips！

TRAb陰性＝バセドウ病ではない…とはいえないよ. なので, バセドウ病を疑った際にはTSAbの確認も考慮してみてね！

参考文献
1) 上條桂一, 他：ブタ甲状腺細胞を用いたTSAbバイオアッセイ改良法の基礎的・臨床的研究. 医学と薬学, 71：903-911, 2014
2) 日本甲状腺学会：甲状腺疾患診断ガイドライン2013 バセドウ病の診断ガイドライン. 2013
http://www.japanthyroid.jp/doctor/guideline/japanese.html#basedou
3) 「臨床検査のガイドライン JSLM2018」(日本臨床検査医学会ガイドライン作成委員会/編), 宇宙堂八木書店, 2019

※連載へのご意見, ご感想がございましたら, ぜひお寄せください！ また, 「普段検査でこんなことに困っている」「このコーナーでこんなことが読みたい」などのご要望も, お聞かせいただけましたら幸いです. rnote@yodosha.co.jp

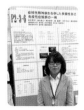

今月のけんさん先生は…
愛知医科大学医学部内科学講座内分泌・代謝内科の高木潤子でした！ コロナウイルス対策のなか, 皆さんいかがお過ごしでしょうか. 我慢の後には, 必ず報われるときが到来しますよね. 今こそ, 臨床検査の力を発揮して, 一丸となり困難に立ち向かっていきましょう.

何となくで出しがちな基本検査，
その所見を症例の流れからどう
解釈するか？ 総合内科医の目の
つけどころを紹介します．

第3回
子宮筋腫のある40歳代女性が重度の
貧血にて産婦人科から紹介となった (その3)

下谷陽子

【症例】前回までの要約

　46歳女性．精神遅滞と子宮筋腫はあるが生来健康．1カ月前から食思不振，易疲労感が出現し徐々に進行していた．来院当日，かかりつけ産婦人科定期受診時，顔面蒼白で重度の貧血を疑われ，そのまま当院産婦人科に紹介受診後入院した．輸血開始後，心肺停止状態となり心肺蘇生開始．気管挿管，人工呼吸により心拍再開しICU入室．入室後から38℃台の発熱を認めた．貧血精査目的に血液内科に紹介となったが，骨髄穿刺検査で白血病，悪性リンパ腫の所見なし．CTでは肝脾腫，胆石，子宮筋腫を認め，心エコーでは軽度大動脈弁逆流はあるが心機能収縮能は正常，静脈エコーでは下腿静脈に多数血栓を認めた．

　その後全身けいれんを発症したものの，全身状態が改善し抜管したが，入院時より発熱が継続しており不明熱として総合内科に転科．A型胃炎，抗内因子抗体陽性により悪性貧血が判明し，ビタミンB12補充の継続と葉酸補充を開始した．

　入院17日目，高度房室ブロックによる徐脈が生じ再び心肺停止状態となり，再挿管し人工呼吸，ICU入室となり，経静脈的一時ペースメーカー（TPM）を挿入したが意識レベルは不安定で，気管切開，人工呼吸器管理継続となった．

　入院時からaPTTが延長しており，クロスミキシング試験でインヒビターパターン，ループスアンチコアグラント（LA）陽性，静脈血栓の存在から抗リン脂質抗体症候群（APS）と診断，血栓に対してヘパリン投与を開始した．ANAが強陽性であったこともふまえ，病態を説明できる疾患として全身性エリテマトーデス（SLE）を疑い，膠原病内科にコンサルテーションしつつ治療方針を議論した．

症例の続き

　SLICCによるSLEの分類基準のうち，意識障害，補体の低下，リンパ球数減少，腎炎を疑う持続尿タンパクの4項目を認め，けいれんの発症や意識障害を伴っていたことからNeuro-

psychiatric SLE（NP-SLE）と考え，リウマチ膠原病内科に相談のうえ，入院21日目から
ステロイドパルス療法を行い，その後プレドニゾロン60 mg/日での治療を継続した．しかし，
再度の発熱，補体のさらなる低下，血球減少も進行したため，プレドニゾロンを80 mg/日に
増量し治療を継続した．

SLEの診断基準の1つとなる持続性タンパク尿は，入院時より認めていた．

・入院12日目（転科日）

　尿定性：pH 5.5，糖−，タンパク1＋，潜血2＋，ケトン体−，ウロビリノーゲン±，ビリ
　　　　　ルビン−，比重1.013

　尿沈渣：赤血球10〜19/HPF，白血球50〜99/HPF，硝子円柱5〜9/WF，顆粒円柱
　　　　　1〜4/WF，蝋様円柱1〜4/WF

　尿タンパク定量：1.58 g/g・Cr

・入院18日目

　尿定性：pH 6.0，糖±，タンパク2＋，潜血3＋，ケトン体−，ウロビリノーゲン±，ビリ
　　　　　ルビン−，比重1.003

　尿沈渣：赤血球1〜4/HPF，白血球1〜4/HPF，硝子円柱10〜19/WF，赤血球円柱
　　　　　1〜4/WF，白血球円柱1〜4/WF，上皮円柱5〜9/WF，顆粒円柱100〜999/
　　　　　WF，蝋様円柱5〜9/WF，変形赤血球＋

　尿タンパク定量：2.44 g/g・Cr

　前述のように1日尿タンパクが0.5 gを超えており，高度の尿潜血と，尿沈渣で各種円柱や
変形赤血球が出現し持続性の腎炎を呈していた．

解説

　尿定性・沈渣検査は簡便に行える検査で，侵襲性は低いのにとても多くの情報を得ることが
できる．特に尿沈渣検査は，『針のいらない腎生検』ともいわれる．

　尿円柱は，尿細管上皮から分泌されるTamm-Horsfallムコタンパクと糸球体より漏出した
少量の血漿タンパクとが，尿細管や集合管内でゲル状に凝固し鋳型となったものが基本基質と
なる．この基質成分のみからなるのが硝子円柱で，これに血液成分や尿細管上皮などが封入さ
れ，さらに崩壊や変性が加わって各種円柱を生じる[1]．よって円柱の形態は形成された尿細管
腔の大きさや形状を意味し，含有成分はその障害の病態を反映するため，尿円柱の出現から腎
臓のどの部位にどのような障害が起こっているかを予想できる．

　円柱は「含有成分」と「変性の程度」に分けて考える．

1）含有成分（図1）

◆ 硝子円柱（図2A）

　細胞成分をほとんど含まない均一無構造の円柱で，各種円柱の基質．健常人でも認められ，
激しい運動後やショック・脱水時，高齢者（腎臓血流低下）で生じることが多い．

◆ **上皮円柱**（図2B）

　基質内に尿細管上皮細胞を3個以上含む円柱．腎血流量低下（虚血）や尿細管障害を示唆する．急性尿細管壊死などで出現．

◆ **赤血球円柱**

　基質内に赤血球を3個以上含む円柱．円柱の形成される部位より上部の糸球体や尿細管からの赤血球の逸脱（出血など）を意味する．糸球体腎炎などで出現．

◆ **白血球円柱**

　基質内に白血球を3個以上含む円柱．糸球体または間質・尿細管から白血球が逸脱したことを意味し，同部位の感染や炎症を示唆する．腎盂腎炎，糸球体腎炎，間質性腎炎などで出現．

◆ **脂肪円柱**

　基質内に3個以上の脂肪顆粒や1個以上の卵円形脂肪体を有する円柱．高度なタンパク尿を示唆する．ネフローゼ症候群，糖尿病性腎症などで出現．

2）変性の程度（図3）

◆ **顆粒円柱**（図2C）

　円柱内部に1/3以上の顆粒を有する円柱．顆粒の正体は円柱内部の細胞（尿細管上皮由来がほとんどだが，一部赤血球や白血球も）が変性しタンパク質が凝集したものである．多くの腎疾患において腎機能低下と強く関連し，腎実質の障害を意味する．

◆ **蝋様円柱**（図2D）

　ロウソクのような均一無構造の円柱．上皮円柱のなれの果てで，タンパク質や脂肪の変性が進行し凝集して均一状になったと考えられる．変性の進行には時間がかかるため，蝋様円柱の存在は円柱が長時間尿細管内にとどまっていること，すなわちネフロン流量が低下し腎機能障

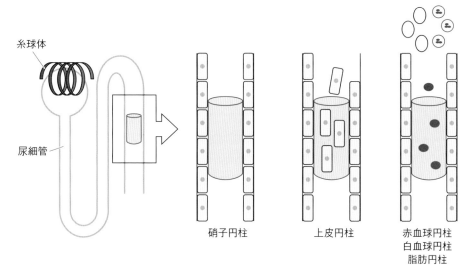

図1 ● 尿円柱：含有成分による分類

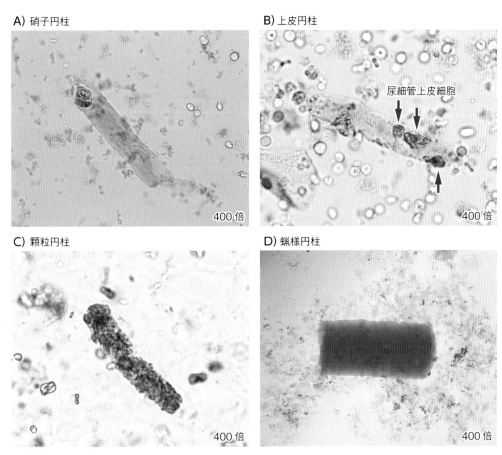

A) 硝子円柱

B) 上皮円柱

尿細管上皮細胞

400倍

400倍

C) 顆粒円柱

D) 蝋様円柱

400倍

400倍

図2 ● 尿円柱を疑う所見
福島県立医科大学附属病院検査部にご協力いただいた.

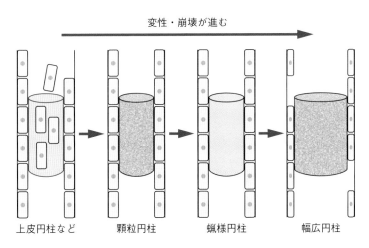

変性・崩壊が進む

上皮円柱など　　顆粒円柱　　蝋様円柱　　幅広円柱

図3 ● 尿円柱：変性の程度による分類

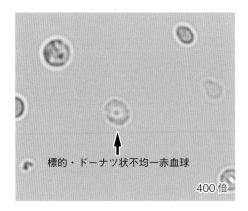

図4 ● 糸球体型赤血球を疑う所見
標的・ドーナツ状不均一赤血球がみられる[2].
福島県立医科大学附属病院検査部にご協力いただいた.

害が高度であることを示唆する. ネフローゼ症候群，腎不全および腎炎末期などの重篤な腎疾患で出現.

◆ **幅広円柱**

幅が広い円柱. 成分としては顆粒円柱や蝋様円柱であることが多い. 円柱の鋳型である尿細管管腔が拡大，尿細管上皮が萎縮していることを示唆し，高度の腎機能障害を意味する.

尿潜血は，腎臓～尿管～膀胱～尿道までの全尿路からの出血が原因になりうるが，出血部位により尿中赤血球の形態が異なる.

下部尿路出血など非糸球体性血尿では，赤血球は浸透圧などの変化で，円盤状，球状，膨化，萎縮などの形態を示し，一標本のなかでの形態がほぼ均一単調である. 赤血球の大きさは大小不同を呈する場合もあるがその程度は弱く，ヘモグロビン色素に富む（非糸球体型赤血球）.

一方，糸球体腎炎などによる糸球体性血尿の際には，赤血球は糸球体基底膜を通過する際の機械的障害や，腎・尿路を通過する際の尿浸透圧の変化により，不均一で多彩な形態を呈し（図4），大きさは大小不同で脱ヘモグロビン色素の状態を示す（糸球体型赤血球）[1].

本患者ではタンパク尿も高度で，顆粒円柱や蝋様円柱を認め，変形赤血球や赤血球円柱も出ていることから，持続する糸球体腎炎が生じていると考え，経過からループス腎炎を疑った.

Column

参考症例：尿検査のパラドックス①
～尿タンパク陰性で尿タンパク定量高値のとき…

75歳男性. 1カ月前から腰痛が出現し増悪傾向にあった. 夜間に腰痛で起きることもあり近医診療所を受診した. 腰椎圧迫骨折の疑いであったが，血液検査で貧血を認めたため紹介となった.

現症は意識清明でバイタルに著明な異常なし. 眼瞼結膜蒼白で眼球結膜黄染なし，表在リンパ節腫脹なし，肝脾腫なし，下腿浮腫あり.

血液検査はWBC 3,900/μL，RBC 295万/μL，Hb 7.8 g/dL，Plt 14万/μL，TP 5.9 g/dL，

Alb 3.0 g/dL，AST 26 U/L，ALT 20 U/L，LDH 260 U/L，BUN 56 mg/dL，Cr 4.2 mg/dL，Ca 11.5 mg/dL.

尿検査はpH 6.1，**尿タンパク－**，尿潜血－，尿ケトン体－，尿ウロビリノーゲン±，尿比重 1.024，**尿タンパク定量2,400 mg/dL**.

追加の検査で，IgG 435 mg/dL（基準870〜1700），IgA 40 mg/dL（基準110〜410），IgM 20 mg/dL（基準33〜190），**血清免疫電気泳動にてMタンパク陽性**，Bence Jonesタンパク陽性であり，最終診断はBence-Jonesタンパク型多発性骨髄腫.

尿定性検査ではタンパク陰性であったが，定量では高度のタンパク尿を認めた.

尿定性検査は通常尿試験紙法で行われるが，試験紙はアルブミンのみを検出し，それ以外の小型タンパク質は定量でしか検出されないためこのような現象が生じる[3]．骨髄腫細胞から生じる免疫グロブリンのL鎖は小型のタンパク質であり，糸球体で濾過されて尿中に漏れ出てくる．この尿中に漏れ出てきたL鎖のことをBence Jonesタンパクと呼ぶ．L鎖はアミロイド化しやすい特徴がある.

症例の続き

プレドニゾロン80 mg/日で治療を継続し，体温は37℃台に安定したが，入院28日目に再度38℃の発熱を認めたため，院内発熱の評価を行った.

解説

院内発熱の原因検索は，まず7Ds ＋ AU（それぞれの頭文字をとったもの）をチェックする．本症例では下記の結果となった.

- **D**ifficile Clostridioides（CD）腸炎→下痢なし
- **D**eposition of crystals（結晶誘発性関節炎）→関節腫脹なし
- **D**ebris/**D**eep abscess（胆泥・胆嚢炎/深部膿瘍）→エコー，CTで所見なし
- **D**ecubitus（褥瘡）→なし
- **D**VT（深部静脈血栓症）→エコーで疑わしい所見なし
- **D**rug（薬剤）→可能な限り整理を試みたが解熱なし
- **D**evice（人工物関連）→右内頸CVカテーテル挿入中で可能性あり．尿道カテーテル留置中（TPMは循環動態が安定していたため抜去済）
- **A**spiration（誤嚥性肺炎）→胸部X線正常
- **U**TI（尿路感染症）→CVA叩打痛なし．尿道カテーテル留置中でカテーテル関連尿路感染症の可能性あり

症例の続き

まず血液培養2セット，尿検査，尿培養検査（グラム染色），CVカテーテルを抜去しカテ先培養を提出した.

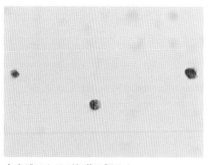 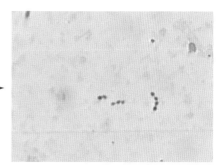

白血球はあるが細菌は認めない

よく探すと短いチェーンを形成する
グラム陽性球菌が見えた

図5 ● 尿グラム染色

尿定性：pH6.0，糖±，タンパク2＋，潜血3＋，ケトン体−，ウロビリノーゲン±，ビリルビン−，比重1.003

尿沈渣：赤血球1〜4／HPF，白血球50〜99／HPF，硝子円柱10〜19／WF，白血球円柱1〜4／WF，上皮円柱5〜9／WF，顆粒円柱100〜999／WF，蝋様円柱5〜9／WF，細菌陰性

　グラム染色から腸球菌などを想定し（図5），血流感染，特にカテーテル関連血流感染症（catheter related blood stream infection：CRBSI）を疑った．血液培養をさらにもう1セット採取しバンコマイシンを開始．後日血液培養，カテ先培養からすべて*Enterococcus faecalis*が同定されたため，感受性のあるアンピシリンにde-escalationした．治療開始後の血液培養は陰性で，経胸壁心エコーでも弁に疣贅は認めず，感染性心内膜炎の可能性は低いと考え，抗菌薬治療は合計2週間継続して終了した．

解説

　尿沈渣検査で尿中に白血球が多数出ているのに，細菌陰性であることに着目しよう．
　グラム染色は，遠心分離を行って得られた沈渣を染色して，GPC-chainをやっと認めた．尿沈渣において細菌の有無は実際に顕微鏡で見て判断され，大腸菌は運動性があるため見つけやすいが，グラム陽性球菌やクレブシエラは非運動性の細菌のため見つけにくい．
　本症例は血流感染に伴い尿中に細菌が出てきている状態で，量もごく少量であったため特に見つけにくかったと考える．

Column

参考症例：尿検査のパラドックス② 〜細菌陰性の膿尿をみたら…

　一酸化炭素中毒（自殺企図）後の遅発性脳症で精神科入院中の55歳女性．肺炎，肺化膿症で抗菌薬治療を行っていたが，発熱，皮疹が出現し，総合内科にコンサルトされた．

身体所見では顔面を含む全身に小膿疱を伴う浮腫性紅斑が散在していた.

院内発熱として7Ds + AUでワークアップをしたが，CD腸炎，結晶誘発性関節炎，胆嚢炎，深部膿瘍，褥瘡，DVTを疑う所見はなく，デバイスは末梢ルートのみで，肺炎，肺化膿症の治療経過は良好と思われた. 尿検査，尿グラム染色の所見を示す.

尿定性：pH6.5，糖－，タンパク2＋，潜血1＋，ケトン体－，ウロビリノーゲン±，ビリルビン－，比重1.018

尿沈渣：赤血球10〜19 /HPF，白血球≧100 /HPF，硝子円柱100〜999 /WF，白血球円柱1〜4 /WF，上皮円柱10〜19 /WF，顆粒円柱5〜9 /WF，蝋様円柱1〜4 /WF，フィブリン円柱1〜4 /WF，細菌陰性

尿グラム染色：白血球多数，細菌は認めない（遠心分離後の沈渣を染色しても同様の所見）

後日判明した尿培養検査も陰性.

尿沈渣で白血球円柱を認め，薬疹を疑う皮疹もあることから，薬剤性の間質性腎炎を考えた. 被疑薬として抗菌薬を変更したところ，解熱し皮疹も改善，尿所見も改善. 尿細胞診検査で好酸球も認めた.

間質性腎炎は抗菌薬やNSAIDsが原因になることが多く，間質の炎症を反映して，尿中に白血球や白血球円柱が出現する. 尿細胞診で好酸球が検出されることもある. 原因薬剤の中止で改善するほか，治療としてステロイドも適応となることがある.

症例の続き

CRBSIの治療を開始し解熱が得られ，小康状態であった.

入院40日目に発熱，再度院内発熱の評価を行ったが原因不明であり，補体がさらに低下し血球減少も進行していたことから，NP-SLEの病勢悪化と考えた. 膠原病内科とも相談し2回目のステロイドパルス療法を行うことにした.

入院43日目にステロイドパルス療法を行い，さらにプレドニゾロン80 mg/日で治療を継続. しかしながらその後も血球減少は進行し，まさに八方ふさがりの状況となった.

第4回に続く…

今回の Learning Point

- 尿沈渣検査では円柱や糸球体型赤血球の有無に注目し，その形態から腎障害の程度や部位，原因を推測する
- 硝子円柱以外の円柱の出現は何らかの腎実質障害を示唆し，赤血球円柱や糸球体型赤血球の出現は糸球体の出血を示唆する
- 尿沈渣で細菌陰性でも尿路感染症を否定しない

◆ 引用文献

1）日本臨床衛生検査技師会 尿沈渣特集号編集部会：尿沈渣検査. 医学検査, p18-50, 2017
2）「尿沈渣検査法2010」（日本臨床衛生検査技師会／編）, 日本臨床衛生検査技師会, 2011
3）「異常値の出るメカニズム（第7版）」（河合 忠／監, 山田俊幸, 本田孝行／編）, 医学書院, 2018

◆ 参考文献

1）「Hospitalist Vol.2 No.1 特集：腎疾患」（赤井靖宏, 平岡栄治／編）, メディカル・サイエンス・インターナショナル, 2014
2）「血尿診断ガイドライン2013」（血尿診断ガイドライン編集委員会／編）, ライフサイエンス出版, 2013

下谷陽子
Yoko Shimotani
所属：福島県立医科大学 総合内科
専門：総合内科

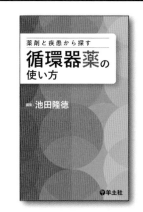

画像診断ワンポイントレッスン Part3

本コーナーでは画像診断のとっておきのポイントについて，放射線科の指導医と若手医師，そして初期研修医の3人によるカンファレンス形式で解説していきます．

第1回 エコー検査のキホンをおさえてスキルアップ！
～明日から貴方もエキスパート～

扇　和之，黒崎貴久

はじめに

　　久しぶりの「画像診断ワンポイントレッスン」，Part3として※連載再開となりました．どうぞよろしくお願いいたします．

● カンファレンス

　　指導医：今回は「エコー検査」について勉強していきましょう．基本原理をちょっとでも理解することが，臨床現場でのスキルアップにつながるよ．

◀ そもそも「超音波」とは？

　　若手放射線科医：エコー検査は超音波検査ともいいますが，そもそも「超音波」って何だと思いますか？

　　研修医：超音波…考えたことがなかったですね．

　　若手放射線科医：人間が聞こえる音（可聴音）は，その**周波数が20Hz～20kHz**くらいといわれています．それより周波数の高い音のことを「超音波」といいます[1～3]．

　　研修医：そうなんですか．

　　指導医：図1をみてみよう．

　　若手放射線科医：実はコウモリが暗闇を飛んでいるときに障害物を認識したり，イルカが海中を泳ぎながら餌を探したり障害物を探知するのにも超音波を使っているといわれています[2, 3]．

　　指導医：人間も昔から魚群探知機や工業の非破壊検査などに使ったりしているね[1～3]．

　　研修医：それを医学領域で画像診断に使ったのがエコー検査というわけですか．

　　指導医：その通り．山登りをしたときに，頂上で「ヤッホー！」と叫ぶと，「ヤッホー！」って返ってくるでしょう．

　　研修医：やまびこですね．

　　若手放射線科医：そう．エコー検査もその「やまびこ」の原理を使っているんです．

　　指導医：音の跳ね返り，つまり反響音が「エコー」だね．

　　研修医：それで「エコー検査」と呼ぶんですね．

※本連載Part1・Part2の内容は，単行本「画像診断に絶対強くなるワンポイントレッスン」および「画像診断に絶対強くなるワンポイントレッスン2」（本誌771ページでご紹介）にてお読みいただけます．

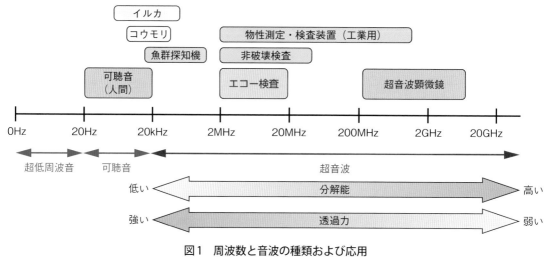

図1　周波数と音波の種類および応用
文献1〜3を参考に作成.

周波数を「味方」につける

若手放射線科医：図1の通り，医療用のエコー検査には2MHz〜20MHzくらいの周波数が使われていますね．

研修医：随分と幅があるんですね．

指導医：それぞれの周波数で特徴があるので，それをうまく使い分けることが重要だね．

研修医：周波数によってどういう違いがあるんですか？

若手放射線科医：超音波は「分解能」と「組織の中を伝わる透過力」とが相反関係にあります（図1）．周波数が高いほど高解像度の画像となりますが，一方で深いところに届かなくなります．

研修医：それで使い分けるというわけですか．

指導医：頸部のように浅いところ，かつ細かい構造の評価が必要な場合は高い周波数（10MHzなど）を使って，腹部のようにかなり深いところまで観察する場合には低めの周波数（3〜5MHz）を使うという感じだね．

研修医：なるほど．

若手放射線科医：なので同じ腹部でも，体格のよい人では3〜3.5Mzくらいを使いますが，痩せた人や小児では5MHzくらいでやった方がよいということになります．

研修医：周波数を「味方」につけると，一段上のレベルのエコー検査ができそうですね．

音響窓とプローブの種類

指導医：先ほども言ったように，超音波検査は「音」を使って検査をしているんだね．ただし人間の耳には聞こえない「超音波」でね．

若手放射線科医：人間の耳に聞こえる「可聴音」は空気の中を伝播しますが，「超音波」は空気の中を伝播するのは苦手なんです．

研修医：そうなんですか？

若手放射線科医：表1をみてみましょう．超音波は液体の中は非常によく伝播しますが，空気と骨はほとんど反射してしまい，伝播できません．

研修医：なるほど．超音波は空気と骨が苦手なんですね．

表1　組織による超音波の伝播の違い

液体	◎（非常によく伝播）
空気および骨	×（反射してしまい，ほとんど伝播できない）
その他の組織	○〜△（液体ほど良好ではないが伝播する）＊

＊不均一な組織は伝播がよくないが（△），均一な組織では比較的よく伝播する（○）．

指導医：心臓のエコー検査を考えてみよう．心臓のまわりに空気や骨はあるかな？

研修医：あっ．心臓の横には肺があって，前には胸骨があって，そしてその横には肋骨が…．

若手放射線科医：その通りですね．障害物だらけのなかで，心臓をくまなくしっかりと評価しなければいけません．

指導医：家のなかから外を眺めるのに窓が必要なように，エコー検査で体の中を眺めるのにも「窓」が必要だね．

若手放射線科医：エコー検査で超音波を入射させる部位を「音を入れる窓」，すなわち音響窓（acoustic window）と呼びますが，心臓のようにまわりが骨や空気といった障害物だらけのときには，「小さい窓からでも，なるべく広く内部がみえる」ことが必要になってきます．

指導医：そういうプローブ（探触子）が必要ということだね．

研修医：なるほど．状況によってプローブを使い分けなければいけませんね．

若手放射線科医：**表2**にプローブの種類を示しました．プローブは大きく3種類に分けられますが，心臓のエコー検査では**小さな音響窓で広く内部を観察できるセクタ型**が使われます．

指導医：頸部や乳腺といった表在では骨などの障害物は一切ないので，**大きな音響窓で超音波ビームが垂直にまっすぐに進むリニア型**のプローブが使われるね．

若手放射線科医：超音波ビームがまっすぐに進むリニア型では，エコー画像の走査線密度が均一なため画質が良好で，また音響窓が大きいので浅い部位もしっかりとみることができます．

指導医：逆にセクタ型のプローブでは超音波ビームが扇状に広がって進むので，その分深い部位では画像の走査線密度がまばらになってしまうね．そして音響窓が小さいので浅い部位では観察できる範囲が狭くなる．

研修医：腹部のエコー検査はどちらのプローブを使うんですか？

若手放射線科医：腹部では**セクタ型とリニア型の中間の性質**をもった，**コンベックス型**を使うことが多いです．

研修医：コンベックス型…聞いたことがあります．

指導医：腹部では，表在のエコー検査ほど空気などの障害が何もないというわけではなく，腸管ガスがちょっと邪魔だったりするので，コンベックス型を使うことが多いということだね．

若手放射線科医：ただし，**腸管ガスが非常に多くてコンベックス型で十分に観察できないときにはセクタ型を使用**したり，あるいは**腹部でも比較的浅い部位をしっかり観察したい場合はリニア型を使用**したりすることもあります．

👆 ワンポイント！　周波数とプローブをうまく使う

・周波数は高いほど高解像度となるが，超音波が深いところに届かなくなる

・セクタ型，リニア型，コンベックス型のプローブを状況に応じて使い分ける

表2　プローブの種類と特徴，適応

	エコー画像の例		音響窓	浅い部位の視野	走査線の密度	主な適応部位
セクタ型	心臓		小さくてOK	狭い	深い部位でまばら	○心臓 ○新生児の脳 ○腹部（腸管ガス等で音響窓が取りにくい場合）
リニア型	甲状腺		広く必要	広い	均一	○表在（頸部，乳腺など） ○腹部（浅い部位を詳細に観察したい場合）
コンベックス型	肝臓		中間	均一	比較的均一	○腹部

指導医：ちなみにコンベックス型は「convex」，すなわち「出っ張った凸状の」という意味で，プローブの皮膚への接触面が凸になっていることから由来した名前だね．

研修医：な～るほど．プローブの皮膚への接触面が凸かどうかでコンベックス型のプローブかどうかが確認できるんですね．

若手放射線科医：ええ．それにエコー検査の実際の画像をみても，どのプローブを使ったかわかりますよ．

研修医：エコー画像をみただけでわかるんですか？

若手放射線科医：表2にそれぞれのプローブでのエコー画像も示していますが，リニア型は画像の輪郭が長方形，セクタ型は扇形，そしてコンベックス型は出島形というか…包丁で切り

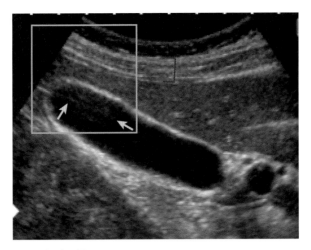

図3　多重反射
腹壁の筋肉どうしの間の線状高エコー（⌐）と同じような線状高エコー
が，腹壁の深部にも幾重に認められ（□），多重反射の所見である．一
部で胆嚢にも重なって認められる（➝）．

分けた後のバームクーヘンのような形をしています．

研修医：じゃあ，カンファレンスでエコー画像がスライドに映ったときに，「このエコー検査
はコンベックス型のプローブを使っているけれど，セクタ型でやった方がよかったんじゃな
いか」といったディスカッションもできるわけですね．

若手放射線科医：そういうことです．

◀ 絶対に知っておきたいアーチファクト ～多重反射とサイドローブ～

指導医：それでは超音波の基本原理と深くかかわる2つのアーチファクトを紹介しながら，エ
コー検査のキホンについてさらに考えていきましょう．

若手放射線科医：はい．それではまず**多重反射**（multiple reflection. 別名reverberation）から
いきましょう．

指導医：reverberationは「反響」という意味で，音が物体に跳ね返って聞こえてくるという
意味だね．

若手放射線科医：エコー検査というのは，そもそもプローブから超音波を発して目的部位で反
射して戻ってきた超音波をまたプローブで受信するという原理ですね．

指導医：既知の速度の超音波をプローブから発して，それが反射してどれくらいの時間で戻っ
てきたかで，目的部位までの距離がわかるという仕組みだね．

研修医：なるほど．多重反射だと，それがどうなるんですか？

若手放射線科医：高エコーな構造，例えば腹壁の腹横筋と内腹斜筋との間，あるいは内腹斜筋
と外腹斜筋との間などは，線状に非常に高エコーになっています（**図3**⌐）．

研修医：なっていますね．

若手放射線科医：高エコーだということは，そこで超音波を強く跳ね返しているということで
すね．

研修医：ええ．

若手放射線科医：超音波が目的部位で反射してそのまままっすぐに戻ってくれば正確な位置として計測されるんですが，もしそういった高エコーな組織のところで何度も跳ね返ってから戻ってきたとすると…．

研修医：戻ってくるのに時間がかかりますね．

指導医：そう．戻ってくるのに時間がかかるので，より遠くにあるものとして認識されてしまうんだね．

若手放射線科医：1〜2回跳ね返って戻ってきたものと，さらに3〜4回以上跳ね返って戻ってきたものと…そういうものが幾重にも重なると，その結果として高エコー構造の奥に幾重にも重なる線状構造のエコーが出現するんです．

研修医：それが多重反射なんですね（図3□）．

指導医：実は胆嚢腺筋腫症の診断に使っている **comet-like echo（comet-tail sign）** も，**多重反射の1つ**だね[4]．

それでは次にサイドローブの話に移りましょう．

若手放射線科医：そもそも**サイドローブ（side lobe，副極または副軸）** とは，メインローブ（main lobe，主極または主軸）に対する言葉です．先ほどの「超音波が目的部位で反射して戻ってくる」という軌跡をメインローブというのに対して，その中心の軸からはずれて反射して戻ってくる軌跡をサイドローブといいます．目的部位が高エコーの構造であればサイドローブの信号は問題になりませんが，目的部位が液体や囊胞構造のように無エコーの場合は，そのすぐ隣に存在する高エコー構造が無エコー域の内部に偽像として映ってくるんです．

指導医：無エコーである胆嚢の内腔に，偽像として隣接した腸管が映ってくるのが代表的なサイドローブによるアーチファクトだね（図4 ➡）．

若手放射線科医：ええ．胆嚢内腔のdebrisと鑑別が必要です．

研修医：どうやって鑑別するんですか？

若手放射線科医：サイドローブによるアーチファクトであれば，実際には存在しないものなので，プローブの向きをちょっと変えただけでみえなくなります[4]．

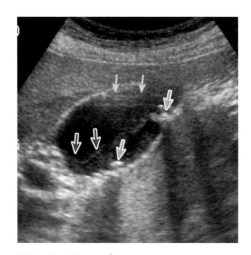

図4　サイドローブ
音響陰影を伴う胆石（➡）とは別に，胆嚢内腔にはdebris様エコーが認められるが（➡），これはサイドローブによるアーチファクトである．本例では腹壁からの多重反射も認められる（➡）．

研修医：debrisであれば実際に存在するものなので，プローブの向きを変えても消えないということですね．

指導医：その通りだね．あとからエコー画像だけを眺めてもdebrisとサイドローブとの鑑別は難しいことがあり，**プローブを握って走査しているときに判定しないといけない面もある**ので，サイドローブを知っておくことは重要だね．

研修医：わかりました．今度からプローブを握るときには意識しておくようにします．

👍ワンポイント！ エコー画像の代表的なアーチファクト

・多重反射とサイドローブに注意！
・多重反射はcomet-like echoとして診断にも応用
・サイドローブはプローブ走査の最中に判断する

◀ 高エコーと低エコー

指導医：さて，アーチファクトを覚えたところで，今度はエコー画像の根本的な話にうつりましょう．例えば脂肪組織はMRIであればT1強調画像で高信号，CTであればCT値がマイナス100近い低吸収として描出されるけれど，エコー検査だとどう描出されるかな？

研修医：えーっと…例えば皮下脂肪組織だと全体に低エコーな感じに描出されると思います（図5➡）．

若手放射線科医：そうですね．肝臓の実質は正常ではどういうエコー像でしょうか？

研修医：う～ん…やっぱり全体に低エコーな感じに描出されると思います．

指導医：そうだね．では肝実質に脂肪が混ざると，どういうエコー像になるかな？

研修医：脂肪肝ですか．それはbright liverと呼ばれるように，高エコーになります．そして深部エコーの減衰（deep attenuation）が起こります（図5➡）．

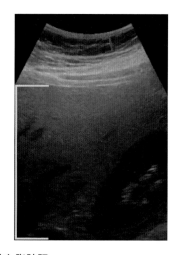

図5　皮下脂肪と脂肪肝
皮下脂肪（➡）は，全体に低エコーに描出されている．本例は脂肪肝であり，肝実質に脂肪が混ざることにより組織構築が不均一となり，超音波を反射して高エコー（bright liver）と深部エコーの減衰（deep attenuation）が生じている（➡）．

指導医：その通り．では，皮下脂肪組織が低エコーで肝実質も低エコーなのに，両者が混じるとどうして高エコーになると思う？

研修医：それは…考えたことがなかったです．どうしてでしょう？

若手放射線科医：一般に**不均一なものは超音波をはじく，つまり高エコーになる**という性質をもっています．

指導医：例えば肝転移の中心性壊死が高エコーになるのも，壊死部分の組織構築が不均一になるからだとされているね．それに対して腫瘍周辺の壊死していない腫瘍部分は比較的均一なので壊死部分よりも低エコーになる．

若手放射線科医：エコー画像は，そうやって超音波の音響学的な性質で画像がつくられているんですね．

研修医：なるほど．よくわかりました．

◀ 後方エコーの増強

指導医：エコー検査の重要な役割の1つとして，「腫瘍が嚢胞性か充実性かの鑑別」ということがあげられるね．

研修医：それならわかります．嚢胞性なら著明な低エコー〜無エコーになって，充実性なら腫瘍に内部エコー（internal echo）が出現するんですよね．

指導医：もう1つ重要なことがあるよ．

研修医：もう1つ？

若手放射線科医：後方エコー（posterior echo）をしっかりとみることですね．

指導医：そうだね．内部エコーよりも後方エコーの方が重要といっても過言ではないくらいですね．例えば嚢胞性腫瘍でも内部にdebris様のものが浮いていると内部エコーが充実性腫瘍のようにみえるけれど，後方エコー増強（posterior acoustic enhancementあるいはposterior echo enhancement）は生じるので，それが嚢胞性腫瘍だという手掛かりになるね（図6）．

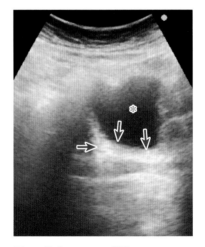

図6　後方エコーの増強
嚢胞性腫瘍（＊）の背面に，後方エコー増強が生じている（➡）．

👆ワンポイント！ 嚢胞性腫瘤と充実性腫瘤の鑑別

・腫瘤の内部エコーだけでなく，後方エコーにも注意を払うことが重要
・嚢胞性腫瘤では後方エコー増強が特徴的

研修医：なるほど．でも後方エコーの増強って，どうして起きるんでしょう？

若手放射線科医：超音波って，深くなるほど減衰していくので，深いところで増強するというのは確かに変ですね．

研修医：まるで超常現象ですね…．

指導医：超音波装置の操作パネルにSTC（sensitivity time control）というつまみがあるのをご存じかな？

若手放射線科医：ゲインが画像全体の明るさを調節するつまみであるのに対して，STCは深さごとの明るさを調節するものですね（図7）[4]．

指導医：エコー画像ではそのSTCなどを使うことによって，深いところほどゲインを上げるような調整がなされています．

研修医：超音波って深くなると減衰するはずなのに，画像が深いところまで均一な明るさにみえているのは，その調整をしているからなんですね．

若手放射線科医：そうすると嚢胞性腫瘤の場合，腫瘤の内部でほとんど超音波が減衰しないので腫瘤が終わったところでゲインが上がった状態になっている分，真っ白になるんですね．

指導医：その通り．実際には後方エコーが増強しているのではなく，減衰しなかった分だけ一見すると増強しているようにみえているということだね．

研修医：画像の調節の問題だったんですね．いろいろと奥が深いですね．

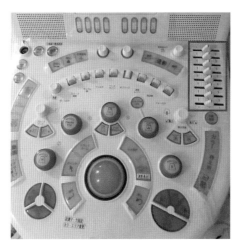

図7 超音波装置の操作パネル
右上の☐部分がSTC（sensitivity time control）．ゲインに相当するエコー画像の明るさを，深さごとに調節する．

指導医：今回はエコー検査の基本原理について勉強しました．エコー検査は「習うより慣れ
　　　　よ」で，実際の症例をどんどんと経験していくことも大切なんだけれど，ちょっとした基本
　　　　知識を意識しながら経験していくことで，さらなるスキルアップが期待できるよ．
研修医：頑張ります．

引用文献

1）日本サポートシステム株式会社：【図解】超音波検査装置とは？ 具体例やX線との違い＋工場5選.
https://jss1.jp/column/column_47/
2）ダコタ・ジャパン：超音波とは.
https://www.dakotajapan.com/mpseries/point/aboutUltrasonic.html
3）株式会社 日立パワーソリューションズ：超音波の基礎.
http://www.hitachi-power-solutions.com/product-site/finesat/basic/index.html
4）「これから始める腹部エコー」（丸山憲一/編，八鍬恒芳，他/著），メジカルビュー社，2015

扇　和之（Kazuyuki Ohgi）
日本赤十字社医療センター 放射線科
毎日，研修医の先生と一緒にワンポイントレッスン
などをやりながら，楽しい時間を過ごしています．
この連載を読んで，さらに画像診断に興味を持って
いただけると大変嬉しいです．

黒崎貴久（Takahisa Kurosaki）
日本赤十字社医療センター 放射線科
日々，画像診断の面白さを感じながら業務をこなし
ています．この連載を通してその魅力がみなさんに
少しでも伝われば幸いです．

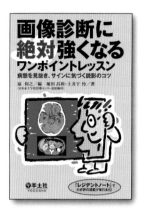
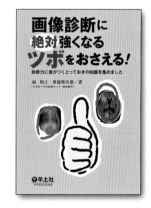

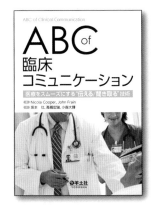

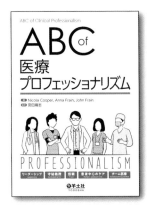
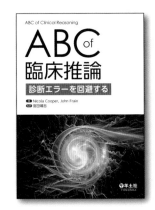

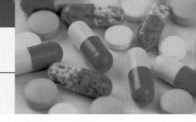

睡眠薬の正しい使い方

小鳥居 望（久留米大学医学部 神経精神医学講座／小鳥居諫早病院）

◆薬の使い方のポイント・注意点◆

- 薬物療法より前に睡眠衛生の改善や原因の除去を行う
- 睡眠薬の導入時点で減薬・休薬を見据えた治療戦略を提示
- 新規処方なら非ベンゾジアゼピン系睡眠薬，オレキシン受容体拮抗薬，メラトニン受容体作動薬のいずれかから適宜選択
- ベンゾジアゼピン系睡眠薬の減量は数カ月かけて慎重に
- 新しい作用機序の薬剤は安全だが，じっくり判断する姿勢も必要

1. はじめに

　わが国では成人の6〜10％が「不眠症」の定義を満たし，そのうちの半数以上が睡眠薬を飲んでいます．多くの身体疾患患者ではさらに高率に不眠が生じることから，不眠症は研修医にとってはまさにありふれた疾患（common disease）といえるでしょう．「眠れない」患者さんを目の前にしたとき，医師がまず見立てるべきは，薬物療法より優先されるべき治療の必要性です．

2. その不眠には睡眠薬処方が必要ですか？

　「最近，毎日5時間くらいしか眠れません」と患者さんから言われたとき，皆さんはどう対応していますか？ もし，例外なく睡眠薬を処方しているのであれば，その前にぜひ確認してほしいことを以下に3つあげてみます．

1）患者さんの生活習慣

　睡眠の質を向上させるために行うべきこと（睡眠衛生）を表1に示します[1]．生活習慣に是正できるものがあれば，ひとまず処方は見合わせた方がよいでしょう．特に多めの寝酒や，強力な覚醒作用をもつカフェイン（コーヒーや緑茶）の夕刻以降の摂取は睡眠の質を劣化させるので注意が必要です．

> 【コラム：睡眠衛生への関心】
> 不眠対策の国際比較[2]では，日本人は「眠れないときの対処法」に飲酒をあげる割合が突出して高く，睡眠衛生への関心が低いことが指摘されました．深夜に及ぶメディアの使用が過覚醒や睡眠リズムの乱れを助長することも多くなっています．このような悪しき習慣がある状態で安易に睡眠薬を導入すれば，十分な効果が得られないばかりか，予想もしない副作用を招きかねないことを認識しておく必要があるでしょう．

2）日中のQOL障害の有無

　眠気や倦怠感といった日中のQOL障害を伴わない，例えば加齢による生理的な不眠などは原則として睡眠薬の対象にはなりません．必要な睡眠時間は加齢により減少し，例えば65歳の必要な睡眠時間の平均は約6時間になります[3]．「昔のように」と8時間の睡眠にこだわり早く床に就こうとすると，かえって睡眠が浅くなったり入眠困難をきたしてしまうことを伝え，朝に心地よく目覚めることができ，日中の眠気がなければ，必要な睡眠がとれていると考えてみるよう促すことも重要です．

3）「いびき」と「夕刻以降に悪化するむずむず感」の有無

　これらの症状は睡眠時無呼吸症候群と，レストレスレッグス症候群のスクリーニングに重要な聴取項目です．いずれの疾患も，従来の睡眠薬使用でむしろ悪化してしまいます．

表1　よい睡眠を得るためになすべきこと

概日リズム	・寝る時刻，起きる時刻を一定にする ・昼間に明るい光を浴びる
睡眠ホメオスタシス	・寝床に入る時間を短くする ・昼寝を長くしない，遅い時刻にとらない ・運動の習慣をつける
睡眠環境	・寝室を暗く，静かに，適温，適湿にする ・寝具を整える ・テレビ，コンピュータ，仕事の書類を寝室におかない
寝る前の行動	・リラックスする ・お風呂に入る ・満腹や空腹を避ける ・飲み物をとりすぎない ・翌日になすべきことや心配事を書き留める
寝た後の行動	・眠ろうと努力しない ・寝つけないときや途中で目が覚めたときに時計を見ない ・眠るためだけに寝室を使う ・朝になったら寝床を離れる
薬物	・カフェインを控える ・アルコールを控える ・タバコを控える ・睡眠薬を正しく利用する

文献1より引用.

病歴聴取の時間がとりにくい場合は，アンケート用紙を用意して外来の待ち時間に記入してもらうといった一工夫で，大幅に診察時間を短縮することができます．

3．見通しを立て，それを必ず患者さんに伝えること

最近まで，睡眠薬は一度導入されると，それが「漫然と」使用される傾向にありました．この流れに歯止めをかけたのが，2013年に策定された「**睡眠薬の適正な使用と休薬のための診療ガイドライン**[4]（以下ガイドライン）」です．このガイドラインでは，睡眠薬の導入時に**治療の出口（減薬・休薬）を見据えた治療戦略**を提示する重要性が強調されました[5]．すなわち，「一部の場合を除き，睡眠薬は無期限に長く使用する薬剤ではないこと」，「不眠が改善し，日中の心身の状態の安定が持続すれば休薬のタイミングであること」を初期段階で伝えていくことが推奨されたのです．

4．睡眠薬のチョイス

出口（減薬・休薬）を見据えた治療を推奨する以上は，処方される薬はやめやすいものでなければな

りません．この視点からすれば，新規に処方する場合は身体依存リスクが低いとされている**非ベンゾジアゼピン系睡眠薬，メラトニン受容体作動薬，オレキシン受容体拮抗薬**のいずれかから，適宜選択することが望ましいといえるでしょう．

1つの例として，**表2**に久留米大学病院における睡眠薬標準指示を示します．

> 【コラム：睡眠薬の認知機能への影響】
> ベンゾジアゼピン系睡眠薬については，長期使用で認知症の発症リスクが高まるという報告が話題となりました．しかし，それを否定する報告もあり，まだ結論は出ていません．ただ，認知症のような不可逆的な記憶障害の誘引になるかはさておき，高用量を長期に服用したケースでは，中止しても一定期間は認知機能の低下が持続することが示されています[4]．長い目で見ても，まずは先々やめやすい薬剤から開始し，長期の睡眠薬ユーザーを増やさない心がけが重要です．

5．睡眠薬の休薬について

睡眠薬を休薬できるかどうか，その判断ポイントは，**不眠症状**とともに**日中のQOL障害**と**不眠への予期不安**が改善しているかどうかです．休薬時期には「飲み忘れたけど眠れた」といったやめどきの徴候ともいえる言葉が聞かれることがあります．

表2　久留米大学病院における睡眠薬標準指示

せん妄への明らかな リスクがない場合	・入眠困難：エスゾピクロン（ルネスタ®）1回1 mg 1日1回 　（64歳以下では2 mgまで増量可） ・中途覚醒・早朝覚醒：エスゾピクロン（ルネスタ®）1回2 mg 1日1回 　（64歳以下では3 mgまで増量可） ・中途覚醒・早朝覚醒：スボレキサント（ベルソムラ®）1回15 mg 1日1回 　（64歳以下では20 mg）
せん妄の既往，または 70歳以上で認知機能 障害がある場合	・ラメルテオン（ロゼレム®）1回8 mg 1日1回 ・スボレキサント（ベルソムラ®）1回15 mg 1日1回 ・トラゾドン（デジレル®）1回25 mg 1日1回※ ・ミアンセリン（テトラミド®）1回10 mg 1日1回※

＊不眠指示は短期的な指示であり，不眠が長期にわたる場合や，効果がなくベンゾジアゼピン系薬剤の
　使用を考慮する場合は，精神科紹介をお願いします．
＊またすでに大量の睡眠薬を服用している場合は，同処方を継続のうえで精神科に紹介をお願いします．

※は不眠症への適応はなし，適応はうつ病・うつ状態のみ．

　ベンゾジアゼピン系睡眠薬については，薬を突然中止すると，薬を使いはじめる前よりも強い不眠（**反跳性不眠**）が現れることがあります．患者さんには，**減量は数カ月かけて慎重に行い**，この反跳性不眠を最小限に留めることを強調します．減量の際に最も重要なことは，患者さんの睡眠衛生を今一度確認することです．睡眠衛生に問題があれば減量は決してうまくいきません．

【コラム：漸減の方法】
漸減の方法には休薬期間を徐々に延ばす隔日法と，投与量を徐々に減らす漸減法があります[5]．漸減については焦らずゆっくり行うことが肝要で，4分の1錠〜半錠ずつ，2〜4週おきに減量し，途中で不眠が生じれば，また前のステップに戻ります．隔日法は長時間作用型の薬剤で行われることがあります．短時間作用型の睡眠薬を一度長時間作用型に置換して中止する手法も多くの成書で紹介されていますが，エビデンス的にはその有効性は確立されていません．

6. ベンゾジアゼピン系睡眠薬 ユーザーへの指導

　現時点ではまだ休薬や切り替えが難しいベンゾジアゼピン系（以下，ベンゾ系）睡眠薬ユーザーが多数存在し，処方箋発行数の調査では，現在でもベンゾ系睡眠薬が全体の約65 %を占めています[7]．そのため，研修医もその服薬指導について知っておく必要があります．

　ベンゾ系睡眠薬は，催眠作用以外にも抗不安作用，筋弛緩作用などを有しますが，ポイントは最も低用量で抗不安作用が，やや増えると筋弛緩作用が，さらに高い用量ではじめて催眠作用が出現するという，**受容体占拠率に応じた階層的順序性**があることです（**図1**）[5]．よって，服用後入眠前にトイレなどに行く時間帯（❶），血中濃度が最高に達する時間帯（❷）に入眠できていない場合，夜半過ぎに血中濃度が低下して中途覚醒が生じた場合（❸）は例外なく筋弛緩による転倒が起きやすくなります．よって，この時間帯に動く際には，必ず足下を光で照らし，支えをもって慎重に歩行することを，本人や介助者に徹底すべきです．

　健忘は血中濃度が最高水準に達する時間帯（服用1時間前後）に，何らかの精神活動をしていると生じる記憶の欠落です．服用後の勉強やSNS，用量を増やす，アルコールとの併用などで多く誘発されます．**寝る準備をすべて整えてから服薬し，服薬後はすみやかに就寝すること，アルコールと併用しないこと**などは意外に守れていないことも多く，服薬指導で最も重要な事項といえます．

　また，たとえ超短時間作用型であっても**6〜7時間の睡眠時間が確保**されなければ，翌日に眠気や精神機能低下が残る「持ち越し効果」が生じやすくなります．就寝が遅くなるときや，中途覚醒後に使用する際には錠剤を1/4錠〜半錠にして使うなどの指導も必要です．

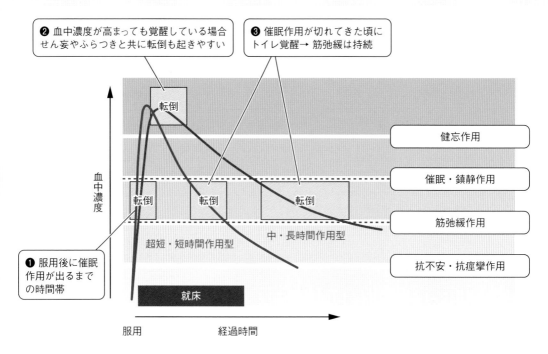

図1 ベンゾジアゼピン系睡眠薬の薬理作用の階層的順序性
文献5を参考に作成.

7. 非ベンゾジアゼピン系睡眠薬

　ゾルピデムを皮切りに，ベンゾジアゼピン骨格をもたない非ベンゾジアゼピン系（以下，非ベンゾ系）とよばれる睡眠薬が開発されました．作用点はベンゾ系と同じGABAₐ受容体ですが，筋弛緩作用に関与するω2受容体への親和性が低い点でベンゾ系睡眠薬とは異なるとされてきました（図2）[8]．なかでもゾルピデム（マイスリー®）は鎮静作用の主座であるω1受容体への選択性を最も高めた薬剤で，おまけに消失半減期が2時間と短いことから，短時間睡眠の確保に日本でも広く使用されています．しかしながら，最近のメタ解析[9]では**ゾルピデムが転倒のリスク増加に関係**する可能性が示されています．これはω1受容体が小脳に多く分布するため，平衡機能障害を起こしやすいことが要因と考えられており，実臨床でも服用後トイレに立った際に転倒するケースも認められます．

　一方，相対的にω2受容体への親和性が高い唯一の薬剤であるエスゾピクロン（ルネスタ®）は，いずれのリスク増加とも関連していませんでした[7]．エスゾピクロンは筋弛緩作用に関連するω2受容体への親和性が高いものの，使用用量が1～3 mgと低く設定されているために筋弛緩作用も出にくいと考えられています．

8. 新規の作用機序の睡眠薬

　新しい作用機序の睡眠薬には**オレキシン受容体拮抗薬**と**メラトニン受容体作動薬**があげられます．いずれもGABAₐ受容体には作用せず，小脳にも作用しないことから，転倒のリスクが低いことは大きな利点です．

　オレキシンの投射先は比較的広範囲に及ぶため，オレキシン受容体拮抗薬は早期から効果が期待できます．ただ翌日に持ち越す眠気には注意が必要です．睡眠時間をきちんと確保したうえで服用すべき薬といえるでしょう．オレキシン受容体拮抗薬はこれまでにスボレキサント（ベルソムラ®）が上市されており，2020年4月に新しくレンボレキサント（デエビゴ®）が発売となります．さらに別の商品も現在，開発中です．それぞれ2種類のオレキシン受容体への親和性，半減期，結合定数や解離定数などに違いが

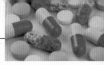

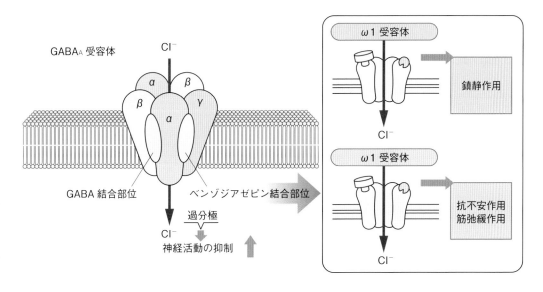

図2　GABA_A受容体の5量体構造

文献10を参考に作成.

あるため，今後の市販後臨床の結果が注目されるところです.

　メラトニン受容体作動薬〔ラメルテオン（ロゼレム®）〕の作用点は，生物時計のある視交叉上核に限局し，リズムの安定化を介して効果を発揮します. **十分な効果を得るには4週間程度を要する**ため，じっくりと効果発現を待つ姿勢が必要です.

　睡眠薬を選択する際には，半減期とともに効果のメカニズムを考慮し，理由のある選択を目指しましょう.

引用文献

1) 高橋正也：睡眠衛生とは何か？「睡眠医学を学ぶ人のために —専門医の伝える実践睡眠医学」（立花直子，NPO法人大阪スリープヘルスネットワーク/編），pp48-60，永井書店，2006

2) Soldatos CR, et al：How do individuals sleep around the world? Results from a single-day survey in ten countries. Sleep Med, 6：5-13, 2005（PMID：15680289）

3) Ohayon MM, et al：Meta-analysis of quantitative sleep parameters from childhood to old age in healthy individuals：developing normative sleep values across the human lifespan. Sleep, 27：1255-1273, 2004（PMID：15586779）

4) 厚生労働科学研究・障害者対策総合事業「睡眠薬の適正使用及び減量・中止のための診療ガイドラインに関する研究班」，日本睡眠学会・睡眠薬使用ガイドライン作成ワーキンググループ：睡眠薬の適正な使用と休薬のための診療ガイドライン—出口を見据えた不眠医療マニュアル—. 2013
http://jssr.jp/data/pdf/suiminyaku-guideline.pdf

5) 三島和夫，他：睡眠薬の適正な使用と休薬のためのQ&A.「睡眠薬の適正使用・休薬ガイドライン」（三島和夫/編），pp142-147，じほう，2014

6) Barker MJ, et al：Persistence of cognitive effects after withdrawal from long-term benzodiazepine use: a meta-analysis. Arch Clin Neuropsychol, 19：437-454, 2004（PMID：15033227）

7) 三島和夫，北村真吾：大規模診療報酬データを用いた向精神薬の処方実態に関する研究.「向精神薬の処方実態に関する研究：平成25年度総括研究報告書」（中込和幸/編），pp7-14，厚生労働省，2014
https://mhlw-grants.niph.go.jp/niph/search/NIDD00.do?resrchNum=201317096A

8) 大熊誠太郎，他：BzRAsのファーマコダイナミックス. 薬局，66：2961-2966, 2015

9) Tom SE, et al：Nonbenzodiazepine Sedative Hypnotics and Risk of Fall-Related Injury. Sleep, 39：1009-1014, 2016（PMID：26943470）

10) 大熊誠太郎，他：GABA_A受容体. 日薬理誌, 131：388, 2008

【著者プロフィール】
小鳥居 望（Nozomu Kotorii）
久留米大学医学部 神経精神医学講座/小鳥居諫早病院

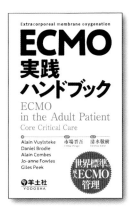
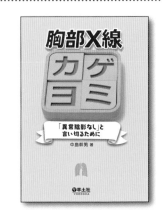

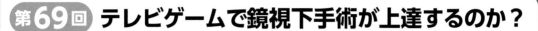

こんなにも面白い 医学の世界

へぇ そうなんだー

からだのトリビア教えます

中尾篤典
（岡山大学医学部 救命救急・災害医学）

第69回 テレビゲームで鏡視下手術が上達するのか？

　今や，多くの外科手術は鏡視下で行われます．傷が小さく疼痛が少なく術後回復も早いことから今では当然の術式ですが，私が研修医の頃はまだ今ほど鏡視下手術が一般的ではなく，腹腔鏡下胆のう摘出術がようやく普通に行われだした頃でした．私は腹腔鏡下手術でカメラを持っている最中に眠くなって，先輩に叱られたことがあります．

　鏡視下手術では，直接臓器を触るわけではなく，鉗子を操作して掴んだり結紮したりします．この操作は慣れないと難しく，最初は鉗子を目標の位置に持っていくのさえ一苦労で，自分の手のように操作できるようになるには相当の鍛錬が必要です．かつては，実際の手術中に現場で直接手ほどきを受けたものですが，情報公開やルールが厳しくなった今，On the jobでの訓練には限界があり，患者さんの体を模倣したシミュレーターでの練習が不可欠となりました．そして最近はゲームで遊びながら外科手術のトレーニングができる世の中になってきています．

　イタリアの42人の外科レジデントを21人ずつのグループに分け，テレビゲームを用いた鏡視下手術の技術上達について検討しています．彼らは腹腔鏡下手術の経験がほとんど無いか皆無で，テレビゲームもほとんどやらない人たちでしたが，1つのグループがゲーム機のWiiで，テニス，卓球，高所でのバトル，の3つのゲームを両手で1日1時間，週5日，4週間継続しました．その後，シミュレーターを使った評価で，Wiiを使った群が有意に技術の上達がみられたそうです[1]．

　同様に，ノースカロライナ大学病院の産婦人科で，腹腔鏡下手術の経験の有無によらず，42人の医師や医学生をランダムに集めて，WiiかPlayStation 2のどちらかを30分やってもらった後にどちらがより鏡視下手術の手技が上手になるかも検討されています．結果は，どちらも技術の向上がみられましたが，WiiとPlayStation 2には差がありませんでした[2]．

　これでわかるように，ゲームでの空間認識や画面を見ながら手元のコントローラーを操作する作業は，鏡視下手術に役立つことが証明され，「Underground」という腹腔鏡下手術の技術向上を目的とした外科医のためのゲームソフトがWii Uで開発されました．腹腔鏡下手術の経験がない学生20人を対象に，専用のコントローラーを使ってUndergroundを週5時間，4週間続けてもらうと，ゲーム群は対照群に比べ5つの評価指標で有意に技術が向上していたそうです[3]．

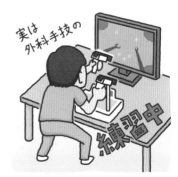

実は 外科手技の 練習中

　これからは研修医や学生が仕事中にゲームで遊んでいても，「外科手技の練習をしていたんです」と言い訳をされることになるのかもしれませんね．

※Wii，Wii U：任天堂から発売された家庭用ゲーム機／
　PlayStation 2：ソニーから発売された家庭用ゲーム機

文献

1) Giannotti D, et al：Play to become a surgeon：impact of Nintendo Wii training on laparoscopic skills. PLoS One, 8：e57372, 2013（PMID：23460845）
2) Ju R, et al：Comparison of Nintendo Wii and PlayStation2 for enhancing laparoscopic skills. JSLS, 16：612-618, 2012（PMID：23484573）
3) Harrington CM, et al：Playing to your skills：a randomised controlled trial evaluating a dedicated video game for minimally invasive surgery. Surg Endosc, 32：3813-3821, 2018（PMID：29445864）

Hifumi Toru
一二三 亨
聖路加国際病院 救急部・救命救急センター

現役のメンターが
やさしく教える **アカデミア** ～みんなで学問する～

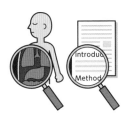

第5回
論文の読み方

論文の構成にはルールがある

　論文は科学的な文章なので，ある**一定のルールに従って記載**されています．逆に言うと，そのルールを知ることで，面倒な英語論文も少しは"楽"に読むことができるようになります．今回はそれを紹介することで読者の研修医の先生にとって少しでもアカデミアが身近なものになれば，と思います．

　今回は私たちの論文〔Inoue A, Hifumi T, et al：Mild decrease in heart rate during early phase of targeted temperature management following tachycardia on admission is associated with unfavorable neurological outcomes after severe traumatic brain injury：a post hoc analysis of a multicenter randomized controlled trial. Crit Care, 22：352, 2018〕[1] を題材として，論文の構成のルールについて説明していきたいと思います（実はもともと，研修医の先生も一度は聞いたことがあるであろう有名論文をもとに解説しようと考え，書き上げていたのですが，著作権上の都合により差し替えになったことをご容赦ください…）．（※編集部注：一二三先生，同テーマで2回もご執筆いただき本当にありがとうございました．）

　医学の勉強でも，まずは解剖学を学びますね！つまり生体のどこにどの臓器があって，ある臓器の下には別の臓器があるという位置関係を勉強します．これをきちんと理解することは基本となります．アカデミア，論文も同じですね．今回は論文の解剖（構成）を勉強しながら，重要なポイントがどこに記載されているのかを理解しましょう．そうすれば自ずと論文は読めてきます！

Introduction（背景）

　"Introduction"（または"Background"）の基本構造は**3段落構成**です．第1段落にその研究の**重要性やインパクト**（どれくらい大切なことなのか），第2段落に研究の**意義**（何が明らかになっていて，何が明らかにされていないのか），第3段落に研究の**目的**（何を明らかにしたいか）が**はっきりと**書かれています．

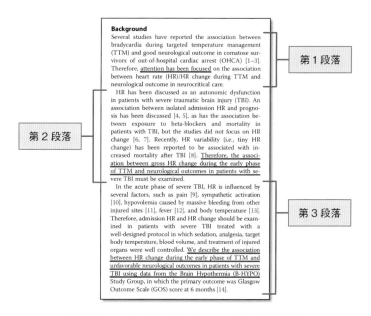

図1 ● Introduction (Background) の基本構造

　例として図1を見てみましょう．**第1段落**には，院外心停止蘇生後患者に対する体温管理中の徐脈と神経学的転帰との関連が報告されていると書いて，**体温管理療法中の脈拍の変化が"最近のはやりですよ"** と強調しています．**第2段落**では，頭部の疾患でも心肺停止蘇生後患者さんではない，**重症頭部外傷患者さん**の体温管理療法中の**脈拍の変化**については検討されていないことが明らかとなっています．**第3段落**では，重症頭部外傷患者さんの体温管理療法中の脈拍の変化を，B-HYPO研究（本邦で施行された重症頭部外傷患者さんを対象としたRCT[2]）のデータを解析して今回の研究で明らかにするようですね．

　研修医の皆さんは，このようにIntroductionをただ読むのではなく，どこに何が書かれているのかはもともと決まっているので，例えば**なぜ，この研究が行われたのか？** など**研究の意義**が知りたければ**第2段落**，この研究の**目的**を知りたければ**第3段落**にしっかりと目を通してみてください．

　たまに4段落構成になっているものもありますが，研究のインパクトか意義の部分が2段落に分けられていることが多いです．

Method（方法）

　次はMethodですね．いわゆる **PI (E) CO（ピコ，ペコと読みます）** が書かれています．

① **Patients**：どのような患者を対象とするのか

② **Intervention/Exposure**：どのような介入や曝露を検討するのか

③ **Comparison**：何と比較するのか

④ **Outcome**：どのようなアウトカムを検証するのか

PI（E）COのほか，統計手法も記載されています．

今回の研究で①〜④の順にPI（E）COを整理すると…

① どうやら重症頭部外傷患者さんを研究の対象にしていますね．ただ，このB-HYPO研究というのは皆さんが救急外来でなかなかつけるのが難しいGCSスコアのうち**GCS3は対象となっていない**ことが注意点ですね．

② 患者さんを来院時の脈拍（HR）で3つの群（＜80回/分，80〜99回/分，≧100回/分）に分けて，さらに体温管理療法早期（約24時間）の脈拍の変化（％HR）で2群（％HR＜18.6，％HR≧18.6），合計6つの群に分割していますね（←我ながら複雑ですね…実は査読者からの指摘に従って修正するとこんな形になりました．最初の解析はシンプルにできていたのですが…言い訳です）．

③ 比較はその6つの群での比較ですね．

④ 主要評価項目はadjusted probability（さまざまな転帰に関連する因子を調整した予測確率）という特殊なアウトカム設定となっています．さらに今回の解析手法が述べられています．

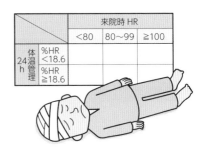

研究で大切なポイントの1つに，**"再現性"**があります．なので方法がしっかりと書かれてあることは重要です．

Results（結果）

"論文を書く"場合（今後の連載で取り上げます）には，結果の図表をいかにインパクトのある形につくり上げるか，が当然大切なポイントとなります．しかし，"論文を読む"ときは**できあがった結果をみる**ことになりますので，まずは**正確に結果を理解する**，ということが大きなポイントであると思います．

少し研修医の先生には難しいと思いますが，"正確に結果を理解することは難しい"という自覚をまずもってください！ ということは，**慎重に丁寧に結果を読む**必要がありますね．結果の理解が難しいことの原因として大きく2つあげられます．

1つ目は，研修医の先生自身は臨床経験が少ないために結果と比較するデータをあまりもっていないことです．論文のTable 1（必ず対象患者の患者背景が記載されています）の数字を見たときに，この値が高いのか，低いのか，そもそも全くわからないと思います…．例えば研究対象の平均年齢や重症度が日常診療の患者群より高いのか，低いのか？ ピンとこないですよね…．重症頭部外傷患者さんであれば，重症度を表すAIS（Abbreviated Injury Scale）やISS（Injury Severity Score）などが大切です．図2をみると今回の研究のTable1が記載されていますが，**まずこのTable1は必ず目を通しましょう**．印象とすると，年齢の中央値が40歳で超高齢社会の現在ではやや対象が若いようにも思えます．

2つ目は**正確な理解には統計の知識が必要**になるということです．この正確な理解には最終的には私は，"論文を書くこと"が必須と考えます．この部分は著者がいろいろな**意図をもって解析を行っている**ので，そのすべてを読み解くことはできません．

Table 1 Patient characteristics

Variables	Total (n = 79)	Admission HR < 80		Admission HR 80-99		Admission HR ≥ 100		P value
		%HR ≥ 18.6 (n = 7)	%HR < 18.6 (n = 23)	%HR ≥ 18.6 (n = 11)	%HR < 18.6 (n = 11)	%HR ≥ 18.6 (n = 22)	%HR < 18.6 (n = 5)	
Age (years)	40 (21–57)	27 (17–57)	46 (22–62)	55 (51–68)	21 (17–45)	28 (21–55)	54 (28–63)	0.02
Male sex (%)	54 (70.1)	6 (100)	16 (69.6)	7 (63.6)	6 (60.0)	17 (77.3)	2 (40.0)	0.31
Vital signs								
SBP on admission (mmHg)	140 (110–170)	154 (130–160)	160 (120–186)	148 (130–187)	112 (100–146)	131 (109–166)	140 (109–151)	0.06
SBP at day 1 (mmHg)	124 (108–145)	132 (116–143)	124 (104–145)	138 (120–147)	126 (110–146)	119 (105–150)	120 (103–147)	0.87
GCS score	6 (4–7)	6 (5–7)	6 (5–7)	6 (5–7)	5 (4–7)	6 (4–6.3)	5 (4–7)	0.93
4–5	34 (43.0)	3 (42.9)	9 (39.1)	5 (45.5)	6 (54.6)	8 (36.4)	3 (60.0)	0.88
6–8	45 (57.0)	4 (57.1)	14 (60.9)	6 (54.6)	5 (45.5)	14 (63.6)	2 (40.0)	
Unreactive pupil or pupils on admission (%)	38 (50.0)	6 (85.7)	12 (54.6)	7 (70.0)	4 (36.4)	6 (28.6)	3 (60.0)	0.07
TCDB CT classification (%)								0.681
Diffuse injury grade I	1 (1.8)	0	0	0	0	0	0	
Diffuse injury grade II	21 (26.6)	2 (9.5)	5 (23.8)	3 (14.3)	1 (4.8)	9 (42.9)	1 (4.8)	
Diffuse injury grade III	11 (13.9)	0	2 (18.2)	3 (27.3)	2 (18.2)	3 (27.3)	1 (9.1)	
Diffuse injury grade IV	2 (2.5)	0	2 (100)	0	0	0	0	
Evacuated mass	39 (49.4)	4 (10.3)	14 (35.9)	5 (12.8)	7 (18.0)	7 (18.0)	2 (5.1)	
Nonevacuated mass	5 (6.3)	1 (20.0)	0	0	1 (20.0)	2 (40.0)	1 (20.0)	
Surgical operation for TBI (%)	42 (53.2)	4 (57.1)	17 (73.9)	5 (45.5)	7 (63.6)	8 (36.4)	1 (20.0)	0.09
Hemodynamic parameter								
Initial ICP (mmHg)	14 (7–34)	15 (4–16)	24 (7–40)	13 (7–25)	34 (11–51)	11 (7–19)	8 (4–77)	0.40
ICP at day 1 (mmHg)	14 (10–23)	12 (11–19)	15 (11–33)	13 (10–21)	31 (11–66)	13 (7–18)	18 (8–96)	0.19
ISS	25 (17–34)	24 (16–25)	25 (16–34)	24 (19–36)	34 (26–38)	29 (18–35)	25 (15–33)	0.04
AIS for head								0.24
3–4	40 (54.1)	4 (57.1)	14 (63.6)	7 (70.0)	2 (20.0)	10 (50.0)	3 (60.0)	
5	34 (46.0)	3 (42.9)	8 (36.4)	3 (30.0)	8 (80.0)	10 (50.0)	2 (40.0)	
Unfavorable outcome a (%)	42 (53.2)	3 (42.9)	9 (39.1)	5 (45.5)	7 (63.6)	13 (59.1)	5 (100)	0.18
Survive (%)	52 (65.8)	6 (85.7)	15 (65.2)	8 (72.7)	7 (63.6)	15 (68.2)	1 (20.0)	0.29

Abbreviations: Admission HR Admission heart rate, %HR Heart rate change [admission HR - HR at day 1]/admission HR × 100, SBP Systolic blood pressure, GCS Glasgow Coma Scale TCDB Traumatic Coma Data Bank CT Computed tomography TBI Traumatic brain injury ICP Intracranial pressure ISS Injury Severity Score AIS Abbreviated Injury Scale TTM Targeted temperature management
Values are presented as medians (IQR) or number of patients (percent)
a Unfavorable outcome was defined as severe disability, persistent vegetative state, and death according to Glasgow Outcome Scale scores

図2 ● Table1 は必ず見よう

今回の研究だと adjusted probability という，さまざまな転帰に関連する因子を調整した予測確率を用いて解析していますね．RCTの場合には，単純な2群の比較ですが，観察研究などでは，特に昨今のビックデータ解析においては非常に複雑な解析が行われていますので，ここであまり頑張りすぎずに，抄読会などの場面で上級医に聞くのもよいと思います！ わからない単語をネットで検索する，のも大切な方法ですね．

Discussion（考察）

まず，考察の構成を勉強しましょう．第1段落に研究のまとめが必ず書かれています（忙しいときはこの部分を読みましょう）．第2段落は通常，過去の論文との比較が行われます．その後，第3段落はその結果に至る病態生理・機序・原因・理由，第4段落は臨床応用（clinical implementation）となり，最後の第5段落は limitation となります．これも必ずこの通り，というわけではなく，6段落構成になったり簡潔に考察をまとめた論文も散見されますので，まずは基本形を理解する，とお考えください．

今回の研究（図3）では，第1段落に本研究の結果がまとめられていて，来院時に頻脈を呈していて（HR＞100回/分），かつ体温管理療法中（約24時間後）の脈拍の減少が少ない患者（％HR＜18.6）は一番神経学的な転帰が不良であることが記載されています．第2段落には，

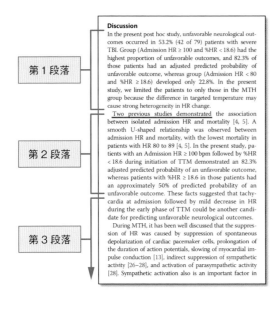

Discussion

第１段落

In the present post hoc study, unfavorable neurological outcomes occurred in 53.2% (42 of 79) patients with severe TBI. Group (Admission HR ≥ 100 and %HR < 18.6) had the highest proportion of unfavorable outcomes, and 82.3% of those patients had an adjusted predicted probability of unfavorable outcome, whereas group (Admission HR < 80 and %HR ≥ 18.6) developed only 22.8%. In the present study, we limited the patients to only those in the MTH group because the difference in targeted temperature may cause strong heterogeneity in HR change.

第２段落

Two previous studies demonstrated the association between isolated admission HR and mortality [4, 5]. A smooth U-shaped relationship was observed between admission HR and mortality, with the lowest mortality in patients with HR 80 to 89 [4, 5]. In the present study, patients with an Admission HR ≥ 100 bpm followed by %HR < 18.6 during initiation of TTM demonstrated an 82.3% adjusted predicted probability of an unfavorable outcome, whereas patients with %HR ≥ 18.6 in those patients had an approximately 50% of predicted probability of an unfavorable outcome. These facts suggested that tachycardia at admission followed by mild decrease in HR during the early phase of TTM could be another candidate for predicting unfavorable neurological outcomes.

第３段落

During MTH, it has been well discussed that the suppression of HR was caused by suppression of spontaneous depolarization of cardiac pacemaker cells, prolongation of the duration of action potentials, slowing of myocardial impulse conduction [13], indirect suppression of sympathetic activity [26–28], and activation of parasympathetic activity [28]. Sympathetic activation also is an important factor in

第４段落

%HR during TTM. We suspected that Admission HR ≥ 100 bpm reflected sympathetic activation, high plasma catecholamine level, and severity of primary damage in patients with TBI. The reduction of %HR reflected the reduction of plasma catecholamine levels in patients whose Admission HR had increased to ≥ 100 bpm [29]. Therefore, we considered that patients with tachycardia on admission followed by mild decrease in HR during early-phase TTM had a high incidence of unfavorable outcomes.

Many RCTs have been conducted to investigate the effectiveness of MTH for TBI, but they could not demonstrate more favorable outcomes than those obtained by normothermia (at 37 °C) [14, 30–32]. However, the latest guidelines from an expert panel suggest considering TTM at 35 °C–37 °C to improve survival with good neurological outcome in patients with severe TBI, and also considering TTM at 34 °C–35 °C to lower ICP in patients with TBI with refractory intracranial hypertension despite medical treatments [33]. Thus, TTM (mild hypothermia and fever control) should be considered in patients with severe TBI. In such situations, withdrawal of intensive care always should be considered after initial TTM, because recent guidelines on OHCA primarily address the termination of resuscitative efforts during performance of TTM [34, 35]. Appropriate determination of factors predicting neurological outcomes also may contribute to reduce healthcare-

associated costs. According to our results, all patients in group (Admission HR ≥ 100 bpm and %HR < 18.6) had unfavorable outcomes.

第５段落

There are several limitations to our study. First, the original study was terminated before the full sample size was reached. Additionally, the sample size was reduced further from 150 to 79 patients because HR could not be obtained in 9 to 88 patients. These factors may have biased the outcomes of our study. Second, confounders of HR response, such as the use of preinjury beta-blockers [1, 36, 37], vasopressor support, amount of bleeding and fluids, and urine volume, were not examined, owing to unavailability of the dataset. However, hemodynamic status was monitored and maintained based strictly on the study protocol. Third, the number of patients included in the present study was small. Furthermore, we divided included patients into six groups using the admission HR (< 80, 80–99, ≤ 100) and median %HR (median 18.6), which might have caused complexity. Finally, selection bias may have been present.

Conclusions

Mild decrease in HR during initiation of TTM following an initially increased HR can be associated with unfavorable neurological outcomes after severe TBI.

図3 ● Discussionの基本構造

過去の２つの観察研究結果との比較がなされています．その後第3，4段落にメカニズムと今回の研究成果をどのように実臨床で利用できるのかを考察されています．その後に第5段落でlimitationが述べられています．

論文を読むときの注目ポイント

大切な論文の構成を表にまとめました．そうすると，読むときに注意して読んだ方がいいところ（必ず読まないといけないところ）は… ① Introductionの一番最後の段落＋② Discus-

表 ● 論文全体の構造のまとめ

Introduction（背景）	基本構造は3段落構成
Method（方法）	PICOが書かれている
Result（結果）	Table1を見よう．自施設，日本，世界の患者の例えば，平均年齢，転帰（死亡率など）をまず知っておくこと．正確な理解には統計の知識が必要
Discussion（考察）	第1段落に研究のまとめが必ず書かれている（忙しいときはこの部分を読む） 第2段落は過去の論文との比較 第3段落はその結果に至る病態生理・機序・理由・原因 第4段落は臨床応用（clinical implementation） 第5段落はlimitation

sionの一番最初の段落となりますね．その次にAbstractを読んで，あとは…結果の図表を眺めてみてください．

　いいですか…．忙しい研修医生活でも，これくらいであれば今日から論文を読めると思います．

今回のまとめ

今回は論文の読み方として，論文の構成を中心に説明しました．構成を知ることで，どこが大切な部分なのかが，はっきりしたと思います．最終的にはどんどんアカデミア筋トレの負荷を強くしてfull-textの論文を読んでもそれほど疲れなくなるくらいまで頑張ってください．まずは効率よくやっていきましょう．

引用文献

1）Inoue A, Hifumi T, et al：Mild decrease in heart rate during early phase of targeted temperature management following tachycardia on admission is associated with unfavorable neurological outcomes after severe traumatic brain injury：a post hoc analysis of a multicenter randomized controlled trial. Crit Care, 22：352, 2018（PMID：30567590）
Creative Commons Attribution 4.0 International License

2）Maekawa T, et al：Prolonged mild therapeutic hypothermia versus fever control with tight hemodynamic monitoring and slow rewarming in patients with severe traumatic brain injury：a randomized controlled trial. J Neurotrauma, 32：422-429, 2015（PMID：25099730）

一二三　亨

聖路加国際病院 救急部・救命救急センター
普段の臨床で多くの疑問があると思います．
それを解決できる手段がアカデミアです．

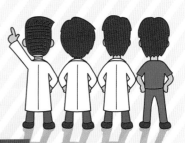

救急診療・研修生活のお悩み相談室

Dr.志賀と3人の若手医師：カルテットがサポートします！

監修 志賀 隆　執筆者 竹内慎哉, 千葉拓世, 東 秀律

第7回　急性アルコール中毒の患者さんが来るといらいらして優しくできません！

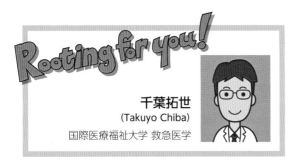

千葉拓世
(Takuyo Chiba)
国際医療福祉大学 救急医学

急性アルコール中毒患者の診療がちゃんとできるようになったら一人前！！

　夜中, 疲れているときに突然急性アルコール中毒と思われる患者さんが騒ぎながらやってくるといらいらしますよね. みんな同じ気持ちだと思います. この自分の気持ちとうまく付き合って, 適切に診療できるようになるのは実はかなり難しいのです. でも, この奥深さに気がつくと, もっと楽しく救急外来で働くことができるかもしれません.

急性アルコール中毒の治療には点滴はいらない

　急性アルコール中毒だからとりあえず点滴, って考えていませんか？ アルコールは肝臓で代謝されるので, 点滴をしても代謝は早まらないし, 実は救急滞在時間の延長と相関があるのです[1]. 点滴しなければ点滴を失敗して怒鳴られることもないし, 患者さんは早く帰る可能性が高まるし, 一石二鳥ですね.

急性アルコール中毒の診療

診断の落とし穴

　特に問題のない急性アルコール中毒と思われた患者さんの約1％に重篤な疾患が隠れています[2]. そのなかには脳出血, 低酸素血症, アルコール離脱, 低血糖, 痙攣, 敗血症, 消化管出血, 心筋梗塞などさまざまな疾患があります. ですが, 全員にすべての検査をするほどこういった疾患が多いわけではありません. 病歴はあまりあてにならない, 患者さんは診察に協力的でない, そしてやたらに検査をするのは割に合わない. 難しくて, 腕が求められます.

血糖値はほぼ全例で測定を

　アルコールは血糖値を下げます. 低血糖は特にもともと低栄養の人に多くみられ, 簡単にチェックできてすぐに介入できるので, ぜひ忘れずにチェックしてください. ビタミンB1の欠乏を疑い静注するときは, 何が何でもブドウ糖よりもビタミンB1を先にする必要はありません. ビタミンB1が薬局にしかなければすぐに取りに行く必要はありますが, その間低血糖の患者さんを低血糖のまま放置する理由はありません.

その他の検査はどうするの？

　まずは, その他の合併症があるかないかを病歴と身体所見から慎重に判断します. 病歴と身体所見で疑いがなければ何の検査もする必要はありませんが, 必要に応じて血液ガス（アルコール性ケトアシドーシスをチェック）, 電解質（特にカリウム, リン, マグネシウ

ム），肝機能などを評価し，さらには外傷の病歴や身体所見があれば頭部CTなどを含めた画像検査をします．

大事なのは慎重な経過観察

意識障害が順調に改善するようであればそのまま様子をみますし，改善しなければもう一度改めて併存症の有無をみます．この慎重な経過観察がアルコール中毒診療の胆です．

血中アルコール濃度の使い方は慎重に

血中アルコール濃度と症状の相関は普段の飲酒に左右され，アルコールを普段飲まない人は血中濃度250〜300 mg/dLで昏睡状態になりますが，アルコールを普段から飲んでいる人はもっと高い血中濃度でも平気なことがあります．「アルコール濃度が○○なのでこれはアルコール中毒だ」という判断は難しいのです．そして一度測ってしまうと血中アルコール濃度が帰宅しても安全な程度に下がっていると予想される時間まで病院で経過をみる必要が出てきます．なので，病歴で多量の飲酒を認め，臨床所見も明らかに急性アルコール中毒という患者さんには，血中濃度を測らず経過を観察するのがおすすめです．もちろん急性アルコール中毒かもしれないけれど病歴もはっきりしないしというような場合に血中濃度を確認するのはいいと思いますが．

患者教育の場としての 急性アルコール中毒

急性アルコール中毒で救急受診した患者さんに，ERでのスクリーニング，短時間のカウンセリングと適切なフォローアップ（SBIRT：S→スクリーニング，BI→簡易介入，RT→治療機関への紹介）がその後も問題飲酒を減らすという報告があります[3]．救急外来で医師としてできるちょっとしたことが将来患者さんの役に立つといいですよね．

▌まとめ

急性アルコール中毒の奥深さが少し見えましたか？くり返しになりますが，急性アルコール中毒をちゃんと診察できたら一人前です！！救急外来で長く働いている先生なら1度や2度は痛い目に遭っているのではないでしょうか？残念ながら，間違いが起きる多くの場合はイライラしているときです．このイライラをぐっと抑えて，奥深いアルコール中毒の診療に楽しみを見出してみませんか？Hennepin County Medical Centerというアメリカの病院の救急室には急性アルコール中毒専用のユニットが16床あるそうです．そこで1回のシフト中ずっと急性アルコール中毒の患者さんを診ることを考えたら，まあ1人や2人頑張れませんか？そう思うのは私だけでしょうか？

引用文献

1）Homma Y, et al：IV crystalloid fluid for acute alcoholic intoxication prolongs ED length of stay. Am J Emerg Med, 36：673-676, 2018（PMID：29289398）

2）Klein LR, et al：Unsuspected Critical Illness Among Emergency Department Patients Presenting for Acute Alcohol Intoxication. Ann Emerg Med, 71：279-288, 2018（PMID：28844504）

3）Academic ED SBIRT Research Collaborative：The impact of screening, brief intervention, and referral for treatment on emergency department patients' alcohol use. Ann Emerg Med, 50：699-710, 710.e1, 2007（PMID：17870206）

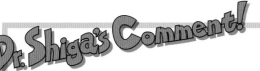

急性アルコール中毒の患者さんの診療は過大になってしまったり，過小になってしまったり結構大変です．でも千葉先生のご指摘のように病歴と身体所見が大事です．一緒に患者さんと付き添った人がいることはとても大事です．既往はないか？外傷の病歴や身体所見もなく，バイタルサイン，瞳孔も含めた身体所見も正常か？このような基本ですが必須の事項の確認がまず欠かせません．すべて問題ない…という患者さんに，点滴を入れて・ビタミンB1を入れて・尿道カテーテルを入れて・頭部CTを行う…ような過大な医療は必要ありません．このような患者さんには保温と観察が大事です．観察は吐物による気道閉塞はないか（SpO_2を測定できるなら断続的に測定する），転倒をしないか，などが大切です．大抵の場合はご自身で覚醒して帰宅されます．病歴と身体所見を大事にして安全で快適な環境を提供できるか？という医療の基本が急性アルコール中毒の患者さんでも大事になるのです．

ツイッターをしております，御覧ください　http://twitter.com/TakSugar

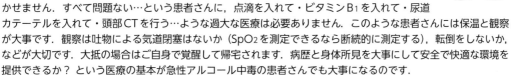

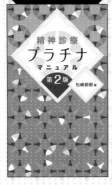
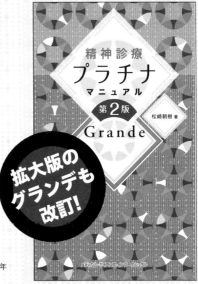

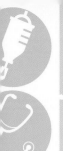

神様，仏様，MRI様から脱却するめまいPart2 〜HINTS＋をマスターせよ〜

福井大学医学部附属病院総合診療部　林　寛之

HINTS＋ができたら免許皆伝

安静時にも眼振が続くと, やはり多いのは前庭神経炎. でも中枢性のめまいを見逃すと1/4の症例では予後が悪くなってしまう. 「24時間MRI撮れるから大丈夫ですよ」というのではなんとも芸がない. じゃ, 医者いらないじゃん！ 世の中24時間MRIの対応ができる医療機関の方が少ないんだから. ここはMRIよりも感度が

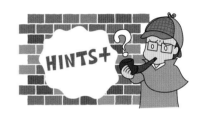

高いHINTS＋をぜひマスターしよう. 診察手技でどういう所見がとれるかを予想するのはすごく大事なんだから. MRIなんてなくても, HINTS＋は使いようによっては強力な武器になるので, 必ず自分のものにしておこう. 大丈夫. もし忘れても今回のSBRを写メして, スマホに記録しておけばいつでも参照できるから. あ, 買ってね….

👤 患者B　56歳　女性　　　　　　　　　　　　　　　前庭神経炎

朝からの急性発症のめまいを主訴に患者Bが救急外来を受診してきた. 救急車のなかで嘔吐し, ERでも嘔吐し, ゲロまみれ. 「それは大変ですね」という4年生のときのうわべだけのOSCEとは比べものにならないくらい, 心のこもった声掛けができた研修医Kだった.

「とりあえず, BPPV（benign paroxysmal positional vertigo：良性発作性頭位めまい症）かと思って, Epley法してみたんですけど, 全然よくならなくて, 辛い目に合わせてしまいました. あ, 眼振ですか. 左にバンバン出ています. とりあえず頭部CT撮りましたが, それも大丈夫でした. 点滴してしばらく様子みていいですか？ 今日はMRIの撮れる技師さんじゃないので, 明日再診してもらえばいいっすか？」

 研修医K

「え？ HINTS？ いやいやヒントは僕の方が欲しいですよ. ネクストコナンズヒーント！ のことじゃない？ 診断がわかってるんなら, なるはやで教えてくださいよ. え？ HINTSって診察法なんすか？ 聞いたことない…いや, ちょっと聞いたことあるかも…ググっていいっすか？」

前庭神経炎 vs 中枢性めまい

　持続性のめまいの場合，特に前庭神経炎なのか，脳梗塞などの中枢性めまいなのかを鑑別しないといけない．脳幹・小脳所見をしっかりとることも重要だが，それは拙著「ステップビヨンドレジデント⑥」をご覧いただき，「花子幸福！ 2つの失調！」などと覚えていただきたい．できれば，枕元とトイレ，勉強机に1冊ずつあるときっと覚えると思うよ．

● 中枢性めまいは画像診断ではダメなのか？

　いまひとつはっきりしないめまいを呈する脳梗塞では39.4％も見逃してしまうという（Neurology, 88：1468-1477, 2017）．確かに訴えがあいまいだともう梗塞を見つけるのは難しい．

　めまいというと，「とりあえず生中」くらい，「とりあえず頭部CT」を撮る人がいかに多いことか．MRIに比べてCTの敷居は低いからね．CTが医者の抗不安薬として効くなんて知らなかった…と思うくらい，頭部CTを撮って安心してはいないだろうか？

　脳梗塞に対するCTの感度なんてたった16％しかない．MRIだって完璧ではなく，感度は83％なのだから（Lancet, 369：293-298, 2007）．発症3時間以内だとMRIの感度は73％に下がる．MRIの陰性尤度比はせいぜい0.21程度しかない．めまいを起こす後方循環では10 mm以上の小脳梗塞で感度92％，10 mm未満は感度47％とトホホ．

　「いやいや小脳出血を探すためだから」と思っている人にさらにがっかりする話は，めまい患者において小脳出血はたったの4％しかいない（CMAJ, 183：E571-E592, 2011）．

 HINTS＋をマスターせよ

　MRIよりも感度が高いと鳴り物入りで紹介されたのが，HINTS法（表1）．HINTS法ですべて末梢性の所見であれば，前庭神経炎と考えるが，**1つでも中枢性を示唆する場合は，中枢性めまいを考慮しないといけない**．中枢性めまいは脳梗塞に限らず，炎症，神経変性疾患もあるので，脳梗塞一択で攻めてはいけない．HINTS法に対して，みんな自信がないのか，知らな

表1　HINTS＋

		末梢性	中枢性	
H I	head impulse test	異常	正常（稀に異常）	異常所見：健側（眼振が強い方向）から中央に頭を振ると，目が一瞬行き過ぎて中央に戻る．患側から中央に戻すと，中央視したまま．
N	nystagmus 眼振	一方向性，水平（アレキサンダーの法則）	注視方向性，垂直性	末梢性なら，健側を向くと一方向性水平眼振が強くなり，患側では弱くなる（アレキサンダーの法則）．稀に中枢性でもこのパターンになることあり．
TS	test of skew 斜偏視	正常	異常	患者の目を交互に隠して，目が縦にずれると中枢性
＋	plus (hearing disturbance) 新規聴力低下	正常	異常	急性めまいに伴う新規聴力低下は中枢性を考える．指を左右の耳の横で擦り合わせて聴力をチェックする．

※すべて末梢性の所見があれば，「HINTS＋末梢性」
※1つでも中枢性の所見があれば，「HINTS＋中枢性」

いのか，持続性めまいがあってもHINTS法をやってないんだよねぇ…ガッカリ．Quimbyらによるとめまい患者にはたったの7.1％にしか行われていない．ポストレジデントの皆にはぜひ，やってほしいところ．

　中枢性めまいを除外するための，HINTSの感度96.8〜100％，特異度96〜98.5％で，発症初期のMRIの感度80〜88％と比べてずっといいと報告されている（Stroke, 40：3504-3510, 2009／CMAJ, 183：E571-E592, 2011／Acad Emerg Med, 20：986-996, 2013）．ひぇぇ〜，きちんとHINTSをマスターすれば，MRI要らないじゃん！ただし，小脳梗塞に限れば，HINTSの感度は91％，特異度78％とやや低くなってしまう（Lancet Neurol, 7：951-964, 2008）．

　前庭神経炎なら内耳のウイルス感染と考えられており，通常3〜5日でよくなってくる．風邪の先行感染を認めるのはたったの50％しかない．抗ウイルス薬は無効なんだよねぇ（J Immunol Res, 2014：459048, 2014）．「え？それでも俺はMRIを撮る」って？…MRIが今のCTくらい気軽に撮れるような時代になれば，その方が早いかもねぇ．

　でもね，世の中そんなにおいしい話があるわけでもないんだよねぇ．Ohleらのメタ解析によると，腕のいい神経内科医によるHINTSの感度は96.7％，特異度94.8％であったが，救急医や神経内科のレジデントがHINTSを行うと感度は83％，特異度44％と下がってしまう．HINTSってなかなか評価者の腕に左右されてしまうんだよねぇ．やっぱり頑張れ，ポストレジデント！

　ちなみにHINTS結果の記載方法は，「陰性」，「陽性」ではなくて，「HINTS末梢性」，「HINTS中枢性」と記載するのが正しいんだよ（J Otolaryngol Head Neck Surg, 47：54-61, 2018）．

1）まずは眼振を理解しよう：nystagmus

　そもそも前庭神経は左右から目を中央に戻す力がそなわっている（図1）．もし右の前庭神経炎になると，右から中央に目を戻す力が弱く，左の健側から中央に戻す力が強すぎて，左右のバランスがくずれてしまう．つまり目が自然に右へ流れてしまう（右への緩速相）ので，「アリャ？こりゃまずい」と強引に左へ戻すようにする（左への急速相）ことで，左の眼振が出る．どこを向こうが，常に水平の一方向性になるんだ．目を左に向けると健側からの押し戻しが強いので，眼振は左に大きくなる．目を右に向けると，右からの押し戻しが弱く，左右の均衡が崩れているので，同様に左への眼振が出るもののかなり弱くなる．これを「**アレキサンダーの法則**」という（健側を向くと眼振が強く，患側を向くと眼振が弱い）．アレキサンダーの法則を示す一方向性水平眼振をみたら，強く出る側が健側と覚えよう．フレンツェル眼鏡で注視抑制をはずしてやったときに，眼振がより強くなるようなら，なおさら末梢性である可能性が高くなる．ただし，稀ながら上小脳動脈がやられると，中枢性なのに一方向性水平眼振になるので，眼振だけで末梢性と安易に判断してはいけない．

　一方，脳幹は眼球を固定する働きをしている．したがって，中枢障害があると，上下左右に注視しても眼球を固定できずダラダラと中央に戻ってきてしまい（緩速相），一生懸命戻そうとするので**注視方向性の眼振**（急速相）となるんだ．眼振が右や左と方向性が変わるのは特異度が高い（92％）が，感度は残念ながら低い（38％）ので，除外には使えない．

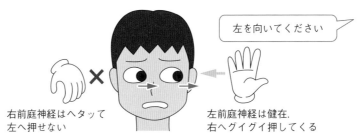

左を向いてください

右前庭神経はヘタッて
左へ押せない

左前庭神経は健在.
右へグイグイ押してくる

健側（左）へ**強い水平眼振**
健側を向くと，押し合いになるので，眼振は強くなる

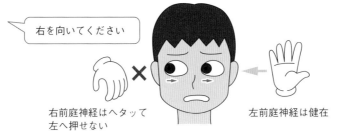

右を向いてください

右前庭神経はヘタッて
左へ押せない

左前庭神経は健在

健側（左）へ**弱い水平眼振**
患側を向くと，押し返されないため，眼振は弱い

図1　右前庭神経炎：アレキサンダーの法則　水平眼振
左右のバランスが崩れているため，常に眼振は健側へ急速相になる.

2）head impulse test：テスト前に一瞬の目の動きを予測せよ

　　head impulse testでは検者の鼻を見つめてもらい，患者の顔を両手で支えて，左および右から中央にすばやく戻し，人形の目現象（doll's eye phenomenon）を確認する（図2）.

　　前庭神経炎では，健側から中央に戻すと目が行き過ぎてから，あわてて中央に戻ってくる．これは患側から中央への目の押し戻しが弱いために起こる．次に患側から中央に頭を戻すと，健側の前庭神経は健在なため，目は中央を向いたままになり，こちらは正常となる．**この動きをhead impulse testをする前に予想してほしい**．「健側から中央へ回すと異常になるはず．患側から中央に回せば正常なはず」と心で唱えながら行おう．head impulse testの異常所見は一瞬なので，所見を見てから理解しようと思っていると簡単に見逃してしまうよ．自信がない人は，スマホで動画を撮って，スロー再生するとわかりやすいよ．オリジナルの報告では，中央から左右に首を振るものであったが，これだと首の筋を痛めてしまうのでお勧めしない．患者さんのなかには首を振った瞬間に目をつむる人がいるので，困るんだよねぇ．「目を開けたままにしてぇ～」と叫びながらhead impulse testをしましょう．head impulse testは発症初期には陽性になりやすいが，前庭神経は優秀なので慣れてきてしまい，数日経ってしまうとこの所見はとりにくくなってしまうので，ぜひともERで見つけるようにしよう.

　　中枢性ならこのテストは通常正常になる．一方向性水平眼振で，前庭神経炎ならこうなるはずとせっかく予想してhead impulse testをしたのに，正常だったら，どうにも気持ち悪いと感じとってほしい．自信がないから，「まぁいいや」なんて見過ごさないで．MRIおよびMRAをオーダーしよう.

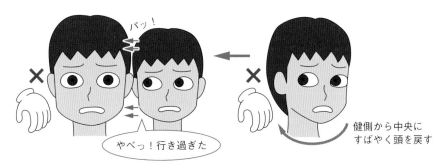

head impulse test 陽性：異常所見. 眼は患側に行き過ぎて, 瞬時に中央に戻る

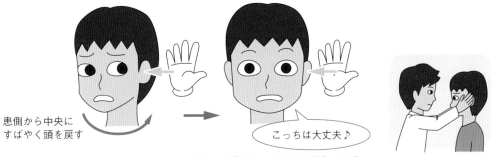

head impulse test 陰性：正常所見. 人形の眼現象は正常

図2 右前庭神経炎：head impulse test

　例外は必ずあるもので, 前下小脳動脈領域の障害は前庭神経核を障害するため, head impulse testが異常になることもあるので注意が必要だ.

3) test of skew：斜偏視

　患者に正面視してもらいつつ, 患者の目を左右に交互にカバーして目の動きを観察する（図3）.

　正常なら目は中央のまま動かないか, カバーされた眼は遠くを見るようになって検者が近くにいると軽く輻輳状態になるためカバーを外すたび, わずかに内側に寄るように動く.

　中枢がやられると目は縦にずれてしまい, カバーが外れると中央に戻る. 非常に微妙で一瞬の動きなので, 目そのものではなく, まぶたを見た方がその微妙な変化に気づきやすい. 左右の目は縦の動きの方向が反対になるので注意しよう（右目が上がったら, 左目は下がる動きをする）. 目のカバーを手のひらでする医者が多いが, 手のひらを目の前に出されるとなんとなくじわーっと臭ってきそうで違和感があるのは私だけ？ 私は手の甲側で目をカバーするようにしているんだよ. なんとなくスマートでしょ？

　カバーを外した際に, 目が検者側から見て時計回りに動けば橋より下の病変, 反時計回りに動けば橋より上の病変が疑われる. このtest of skewは感度はたったの30％しかないが, 特異度は98％と高い（CMAJ, 183：E571-E592, 2011）. 縦に動けば中枢性！

　HINTS法で中枢性の場合の所見は"INFARCT"と覚えよう（表2）.

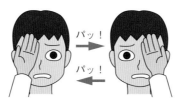

左右の目を交互にすばやくカバーする

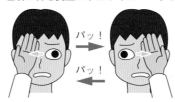

正常：目は中央のまま，または左右の目が少しだけ中央に戻る

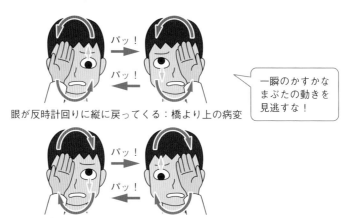

眼が反時計回りに縦に戻ってくる：橋より上の病変

一瞬のかすかな
まぶたの動きを
見逃すな！

眼が時計回りに縦に戻ってくる：橋より下の病変

図3　test of skew

表2　INFARCT：HINTS での中枢性の所見

IN	Impulse normal	head impulse test は正常
FA	Fast Alternates	注視方向性の眼振
RCT	Refixation on Cover Test (skew deviation)	斜偏位で異常

どれか1つでもあれば中枢性.

4）Plus ＋：聴力低下は意外と中枢性を示唆！

　HINTSだけでは感度が91～100％ということで，新規聴力低下を認めたら，中枢性病変を疑うという所見を1つ追加（プラス）した．そうすると感度99.2～100％，特異度97.0％と，なんとなく，よりよくなったんじゃないかしら（Acad Emerg Med, 20：986-996, 2013／Neurology, 83：169-173, 2014）？　陰性的中率は0.01と中枢性めまいを除外するには抜群にいい．

　聴力低下は末梢性つまり内耳疾患であると考えられていたが，**急性持続性めまいに伴う新規聴力低下はむしろ内耳神経への血流低下が原因であり，脳梗塞によるものが多い**とわかってき

6) Quimby AE, et al：Usage of the HINTS exam and neuroimaging in the assessment of peripheral vertigo in the emergency department. J Otolaryngol Head Neck Surg, 47：54, 2018（PMID：30201056）

↑380人のめまい患者における後ろ向き研究．画像診断を行ったのは36.6％であった．画像診断しなかった患者においてHINTS法を行ったのはたった7.1％だけ．そのうち44％は診療録記載が「HINTS陰性」などとあいまいな記載しかなかった．本来なら「HINTS末梢性」または「HINTS中枢性」という言葉で記載すべきなのにと嘆いている．

7) Dumitrascu OM, et al：Pitfalls and Rewards for Implementing Ocular Motor Testing in Acute Vestibular Syndrome：A Pilot Project. Neurologist, 22：44–47, 2017（PMID：28248913）

↑孤発性めまい患者において，医療者にHINTS＋法を教育したところ，正しく診断できる確率が神経科医は0％から80％まで改善し，救急医は0％から9.09％だけ改善した．頭部CTは18.5％から6.25％に減らすことができ，MRIは51.8％から31.2％に減らすことができた．救急医にはもっとしっかり頑張ってほしいなぁ…．

8) Ohle R, et al：Can emergency physicians accurately rule out a central cause of vertigo using the HINTS exam? A systematic review and meta–analysis. Acad Emerg Med, Mar 13, 2020（PMID：32167642）

↑5つの研究のメタ解析（617人）．脳底椎骨動脈領域の脳梗塞が34.8％，末梢性めまい30.9％，脳出血2.2％であった．神経内科専門医と救急医・神経内科レジデントでは感度，特異度が大きく異なっていた．神経内科専門医によるHINTSの感度は96.7％，特異度94.8％で，救急医や神経内科のレジデントによる感度は83％，特異度44％と激減．HINTSってきちんと評価するには，腕が必要なんだよねぇ．

No way！ アソー！ モジモジ君の言い訳　〜そんな言い訳聞き苦しいよ！ No more excuse！ No way！ アソー（Ass hole）！

×「HINTS＋法とDix-Hallpike法やってみたんですが…」

→めまいが持続しているときにするのがHINTS＋法，じっとしていたら全く症状がないBPPVを疑うときにするのがDix-Hallpike法．両方ともするのはめまいが持続しているのかどうかも鑑別していないっていう証拠だよ．ダメチン！

×「一方向性水平眼振なので，head impulse test してもいまいちわかりにくくて」

→どちらが健側か患側かを真面目に分類もせずに，テキトーにhead impulse testをするから簡単に見逃すんだ．眼振が強く出る方が健側なので，健側から中央に頭をパッと戻せば，一瞬行き過ぎるはず．反対側は正常．ネ？ それを予想して再検したらわかったでしょ？

×「test of skewやってみたんですけど，患者さんちょっと嫌な顔するんですよね」

→そりゃ，君の手が臭いんだよ．手掌を患者さん側に向けるのはやめた方がいいねぇ．

×「どう見てもアレキサンダーの法則にのっとった眼振だったんですよ．確かにhead impulse testはイマイチなので，ま，いいかと思っちゃったんですが…」

→head impulse testでは健側→正面に動かしたときに目が一瞬行き過ぎるはず．それがなくて正常なら，中枢性めまいの可能性がある．早くMRIとMRAをオーダーしましょう．

林　寛之（Hiroyuki Hayashi）：福井大学医学部附属病院救急科・総合診療部

まさかまさかのCOVID19．こんなに予定が狂うとは思わなかった．日本の経済活動にもとんでもない悪影響を及ぼすが，国民全体の健康はもっと大事．外出する機会が激減したため，頑張ってペーパーワークができるから，それはそれでよかった…のかも（ﾉД｀）ｼｸｼｸ…ごめんなさい，負け惜しみです．EBウイルスの際の発熱持続には小柴胡湯が劇的に効くし，肺の水だって五苓散で引けるはずなんだけど，どうして漢方薬の話題が少ないのだろう．中国では清肺排毒湯なんて新しい漢方をつくって約半数の例に成果を上げて，軽症から推奨している．日本にはないけどよく似た成分にはできるんだけどねぇ．ERアップデートin沖縄の募集はCOVID19のためもうしばらく待ってください．

1986	自治医科大学卒業	日本救急医学会専門医・指導医
1991	トロント総合病院救急部臨床研修	日本プライマリ・ケア連合学会認定指導医
1993	福井県医務薬務課所属　僻地医療	日本外傷学会専門医
1997	福井県立病院ER	Licentiate of Medical Council of Canada
2011	現職	

★後期研修医大募集中！気軽に見学にどうぞ！Facebook⇒福井大学救急部・総合診療部

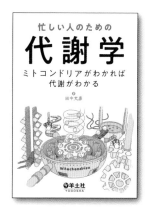

レジデントノート増刊

1つのテーマをより広くより深く

□ 年6冊発行　□ B5判

レジデントノート Vol.22 No.2　増刊（2020年4月発行）

画像診断ドリル
救急医と放射線科医が伝授する
適切なオーダーと読影法

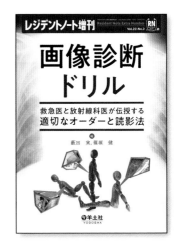

編／藪田　実，篠塚　健

□ 定価(本体4,700円＋税)　□ 263頁　□ ISBN978-4-7581-1642-8

● 救急医と放射線医が画像診断の極意を伝授！

● 見落とさない読影法と適切な撮影をするためのオーダーを解説！

● 症例問題は繰り返し解くドリル形式で，確実に診断力をつけることができる！

本書の内容

第1章　画像診断をオーダーする前に考えること
　画像検査を依頼するうえで注意すべきこと / 検査目的・検査依頼の書き方・考え方

第2章　頭部画像診断ドリル：
　くも膜下出血 / 静脈洞血栓症 / 脳脊髄液の流れのアーチファクト /Wernicke 脳症 / 椎骨動脈解離による延髄外側梗塞 / 単純ヘルペス脳炎

第3章　頸部画像診断ドリル
　急性喉頭蓋炎 / 扁桃周囲膿瘍 / 結核性リンパ節炎 / 右頸動脈間隙（茎突後区）の脂肪織濃度上昇とガス像

第4章　胸部画像診断ドリル
　うっ血性心不全に伴う肺水腫 / 間質性肺炎の急性増悪 / 肺動脈主幹部の拡張や右室の拡大があり，右心負荷状態 /Stanford A 型，偽腔開存型大動脈解離 / 陳旧性肺結核，肺出血・血液吸い込み像 / 悪性腫瘍による上大静脈症候群

第5章　腹部画像診断ドリル
　アミオダロン肝 / 異所性静脈還流による偽病変 / 肝細胞癌破裂 / 肝膿瘍 / 腸管気腫症＋門脈ガス血症，小腸閉塞，腹水　ほか 11 項目

第6章　整形外科画像診断ドリル
　左橈骨頭骨折 / 橈骨遠位端骨折 / 大腿骨頸部骨折　ほか 2 項目

第7章　チャレンジ画像診断ドリル
　急性心筋梗塞 / 左閉鎖孔ヘルニア / 急性脊髄硬膜外血腫
　ほか 1 項目

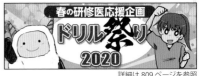

詳細は 809 ページを参照

発行　羊土社 YODOSHA　〒101-0052　東京都千代田区神田小川町2-5-1　TEL 03(5282)1211　FAX 03(5282)1212
E-mail : eigyo@yodosha.co.jp
URL : www.yodosha.co.jp/

ご注文は最寄りの書店、または小社営業部まで

対岸の火事
研修医が知って得する日常診療のツボ
他山の石
中島 伸

他人の失敗を「対岸の火事」と笑い飛ばすもよし,「他山の石」と教訓にするのもよし. 研修医時代は言うに及ばず, 現在も臨床現場で悪戦苦闘している筆者が, 自らの経験に基づいた日常診療のツボを語ります.

その225
医学論文作成の手ほどき

最近, 連続して若い人たちの医学論文作成のお手伝いをする機会がありました. その経験と, 何から手をつけていいのかわからなかった昔の自分を思い出しながら, 初心者向けの論文作成法を述べたいと思います.

ただし, 今から述べることは9割の人に役立つ話です. 残り1割の人たちにとっては, 私のアドバイスがかえって遠回りをさせてしまうかもしれないので, そのつもりで読んでください.

まずは「結果」から書こう

医学論文は「背景, 方法, 結果, 考察」からなります. しかし, 書くときはこの順で考えるわけではありません. まずは「結果」からはじめるのが得策です.

そもそも自分が論文を書こうと思い立った過程を考えてみましょう. 多いのはこのような状況ではないでしょうか.

日々の臨床現場のなかでよいデータがあったので学会発表をした. 例えば, ある疾患には従来から治療法Aが行われていたが, 治療法Bを試してみると非常に成績がよかった, というものである. 学会発表では会場からの反応も良く座長も好意的なコメントをくれた. 指導医に「論文

にしてみないか」と言われたので生まれてはじめての論文作成に挑戦しようと思う. どのジャーナルに投稿するかを決め, 論文執筆にとりかかることになった.

治療法Bの成績がよかったというデータが論文の最も重要な部分である「結果」になります.

次に「方法→結果」のつながりを考えよう

治療法Bの成績がよかったというデータを「結果」にもってくる場合, それに対応した「方法」を準備しなくてはなりません. つまり, いつからいつまで, どのような疾患の患者何人に対して治療法Bを行い, どの時点でどのような指標を使って成績を測定したのか, ということです. 例えば「2019年1月1日から12月31日までに当院に来院した〇〇病の患者50人に対して治療法Bを行い, 治療から30日後の生存・死亡で成績を測定した」などとなるわけです.

また, 単に治療法Bがうまくいったというだけでは説得力がないので, 何かと比較して数字で示す必要があります. ここで比較する対象としては以下の3つが考えられます.

対象1：同時期の自分たちが行った治療法Aの成績
2019年1月1日から12月31日の間には治療法Bだけでなく, ときどきは治療法Aも行っていたので, 治療法Aの30日後の生存率と比較する

対象2：以前に自分たちが行っていた治療法Aの成績
2019年1月1日から12月31日の間はもっぱら治療法Bばかり行っていたので同時期の比較ができない場合, 以前（例えば2016年1月1日〜12月31日）に自分たちが行っていた治療法Aの成績と比較する

対象3：他施設における治療法Aの成績
治療法Aの成績がいろいろな施設から発表されていれば, 自分たちの治療法Bの成績と文献上の治療法Aの成績を比較する

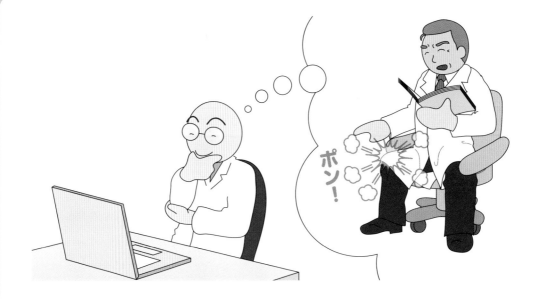

この部分を詳しく記述すると「方法→結果」の部分ができたことになります.

次に考えるべきは「背景→方法」か「結果→考察」になりますが,これはどちらを先に考えてもよいかと思います.本稿では「背景→方法」を先に考えてみましょう.

「背景→方法」を考える

前述の「方法」が数学の証明問題でいえば「問題」の部分になります.背景で述べるべきは,その「問題」の解くべき価値はどの部分にあるのか,ということです.つまり医学全体のなかでその「問題」がどのような位置づけになるのか,その「問題」が解決されたらどのように医学の進歩に貢献するのか,それを述べなくてはなりません.

背景の1つの書き方は「この疾患には従来から治療法Aが行われてきた.われわれは新しく治療法Bを試みた.しかし,治療法Bの有効性はわかっていない.そこでそれを調べた」というものです.単純でわかりやすい論理で説得力をもたせましょう.

「結果→考察」を考える

次に「結果→考察」を考えましょう.果たして治療法Bは有効なのか? 読者はそれを知りたいところ

です.もし論文の著者が自分たちで治療法Aと治療法Bの両方を行ってその成績を出したのであればそれらを比較したデータが結果になるので,それをベースにして治療法Aと治療法Bの優劣を考察に書くべきです.つまり「『方法→結果』のつながり」のところで述べた対象1や対象2との比較がそれにあたります.

しかし,自分たちが治療法Bしか行っていないのであれば,その成績を結果に書き,治療法Aの文献上の成績(前述の対象3)との比較を考察に書かなくてはなりません.

そして,両者のどちらにおいても,治療法Bは治療法Aよりよかった(優越性)とか,同等であった(非劣性)ということを述べることになります.

一応,ここまでで論文が完結するのですが,さらに,この論文のセールスポイントは何かということにも言及するといいでしょう.以下にいくつか売り込み方をあげましたが,ほかにもいろいろあるかと思います.

- 治療法Bが治療法Aより優れている場合:これからは〇〇病には治療法Bを行うべきであるとストレートに言う.

・治療法Bが治療法Aと同等である場合：あえて治療法Bを選択する理由として，「高価な医療機器を必要とせず多くの施設で行うことが可能である」などという記述で読者に「自分たちもやってみようかな」と思わせる．

・その他：「治療法Bの成績がよかったのは○○というメカニズムが考えられる」という記述で読者の知的好奇心を刺激する．

そのほかに注意すべきことや陥りがちな過ち

● 注意点1：事実と見解を区別する

論文を書くときは頭のなかで事実と見解を区別することが必要です．事実はそのまま書いてもいいのですが，見解を述べるときには，「自分たちのデータ（結果）から言えること」「文献によって裏付けられること」「論理的に言えること」のどれにあたるかを意識しなくてはなりません．「論理的に言えること」というのは，例えば「5は100より小さい，2は5より小さい，したがって2は100より小さい」といった論理的必然性のあるもののことです．

● 注意点2：参考文献の集め方

参考文献は英文，和文を含めて広く探しましょう．また，孫引きせず必ず原著にあたりましょう．とはいえ，すべての参考文献を隅から隅まで読む必要はないと私は思います．少なくとも私は必要なところしか読んでいません．

● 注意点3：フォーマットを守る

論文の内容も大切ですが形式も大切であり，これらは車の両輪だと考えられます．投稿しようと思うジャーナルの要求するフォーマットにあった形で原稿を作成しなくてはなりません．不思議なことに，

形式を整えながら書くと内容の方も自然に整理されてきます．

● 注意点4：単純・簡潔を心がける

査読者は単純なロジックと簡潔な言い回しを好みます．査読者がサラサラと読んでポンと膝を打つ「サラサラ，ポン！」を意識しましょう．

● 注意点5：妄想はNG

根拠のない妄想を書いてはなりません．例えば，「これまで治療法Bが普及しなかったのは，治療法Aを開発したC社の陰謀である」などと根拠なく書いてしまったら，たちまちトンデモ論文扱いされ，即座にゴミ箱行きです．

以上，はじめて医学論文を書く人のためのアドバイスを述べました．一生懸命書いた論文が受理されたときの喜びは格別のものです．それまでの自分の人生がすべて肯定されたような気分と言ってもいいかもしれません．読者の皆様もぜひ頑張ってください．

最後に1句

> 投稿は　真剣勝負　査読者の
> 「サラサラ，ポン！」を　めざして進め

中島　伸
（国立病院機構大阪医療センター脳神経外科・総合診療科）
著者自己紹介：1984年大阪大学卒業．脳神経外科・総合診療科のほかに麻酔科，放射線科，救急などを経験しました．

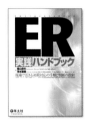
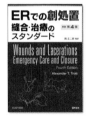
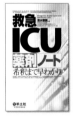
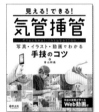

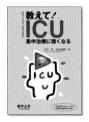

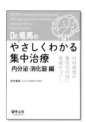

Dr.竜馬の
やさしくわかる集中治療
内分泌・消化器編
内科疾患の重症化対応に自信がつく！

田中竜馬／著
- 定価（本体 4,000円＋税）　■A5判
- 431頁　ISBN978-4-7581-1810-1

重症化対応の基本と考え方が身につく！

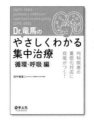

Dr.竜馬の
やさしくわかる集中治療
循環・呼吸編
内科疾患の重症化対応に自信がつく！

田中竜馬／著
- 定価（本体 3,800円＋税）　■A5判
- 351頁　ISBN978-4-7581-1784-5

集中治療の基本がおもしろいほどよくわかる！

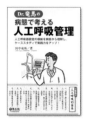

Dr.竜馬の
病態で考える
人工呼吸管理
人工呼吸器設定の根拠を病態から理解し、
ケーススタディで実践力をアップ！

田中竜馬／著
- 定価（本体 5,000円＋税）　■B5判
- 380頁　ISBN978-4-7581-1756-2

病態に応じた, 患者にやさしい人工呼吸管理をめざす！

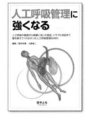

人工呼吸管理に
強くなる
人工呼吸の基礎から病態に応じた設定，
トラブル対応まで, 誰も教えてくれなかった
人工呼吸管理のABC

讃井將満, 大庭祐二／編
- 定価（本体 4,700円＋税）　■B5判
- 309頁　ISBN978-4-7581-0697-9

人工呼吸管理の基本をとことん噛み砕いて解説

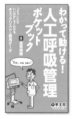

わかって動ける！
人工呼吸管理
ポケットブック
「どうしたらいいのか」すぐわかる、
チェックリストと頻用データ

志馬伸朗／編
- 定価（本体 3,500円＋税）　■B6変型判
- 189頁　ISBN978-4-7581-1755-5

現場で必要になるデータがぎっしり！

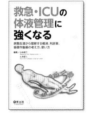

救急・ICUの
体液管理に強くなる
病態生理から理解する輸液、利尿薬、
循環作動薬の考え方、使い方

小林修三, 土井研人／編
- 定価（本体 4,600円＋税）　■B5判
- 367頁　ISBN978-4-7581-1777-7

呼吸・循環を中心とした全身管理に役立つ！

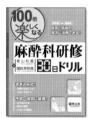

100倍楽しくなる
麻酔科研修30日ドリル

青山和義, 讃岐美智義／著
- 定価（本体 2,900円＋税）　■B5変型判
- 219頁　ISBN978-4-7581-1112-6

研修の予習・復習がバッチリできるワークブック

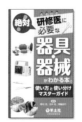

研修医に絶対必要な
器具・器械がわかる本。
使い方と使い分けマスターガイド

野村 悠, 田中 拓, 箕輪良行／編
- 定価（本体 2,900円＋税）　■B6変型判
- 237頁　ISBN978-4-7581-1775-3

同じような器具だけど, どう違う？どう使う？

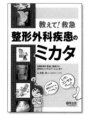

教えて！救急
整形外科疾患のミカタ
初期診療の見逃し回避から
適切なコンサルテーションまで

斉藤 究／編
- 定価（本体 4,300円＋税）　■B5判
- 287頁　ISBN978-4-7581-1759-3

救急でよく出会う整形外傷の診かたのコツを学ぶ

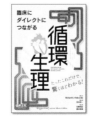

臨床にダイレクトにつながる
循環生理
たったこれだけで、驚くほどわかる！

百村伸一／監
石黒芳紀, 讃井將満／監訳
Richard E. Klabunde／著
- 定価（本体 5,200円＋税）　■B5判
- 271頁　ISBN978-4-7581-1761-6

循環生理のモヤモヤをこの1冊で解消！

レジデントノート & 研修医フェア
開催書店のお知らせ

ただいま，全国書店では春の研修医シーズンに合わせ"研修医フェア"を開催しております．
フェア期間中は羊土社書籍をはじめ研修医のみなさまの力になる書籍が勢ぞろいいたします．
ぜひ一度足をお運びください！

■ フェア開催書店一覧 ■

＜北海道・東北＞

北海道	喜久屋書店　小樽店	5/31頃まで
北海道	紀伊國屋書店　札幌本店	5/31頃まで
北海道	ジュンク堂書店　旭川医科大学店	5/31頃まで
北海道	北海道大学生協書籍部　北部店	5/31頃まで
北海道	MARUZEN＆ジュンク堂書店 札幌店	5/31頃まで
青森	ジュンク堂書店　弘前中三店	5/31頃まで
青森	弘前大学生協　医学部FERIO店	5/31頃まで
岩手	ジュンク堂書店　盛岡店	5/30頃まで
宮城	東北大学生協　星陵購買・書籍店	5/31頃まで
宮城	丸善　仙台アエル店	6/15頃まで
秋田	西村書店　秋田支店	5/31頃まで
山形	山形大学生協　飯田店	5/31頃まで
福島	紀伊國屋書店　福島県立医科大学BC	5/31頃まで
福島	ジュンク堂書店　郡山店	5/31頃まで

＜関東＞

栃木	大学書房　自治医大店	5/31頃まで
栃木	廣川書店　獨協医大店	5/31頃まで
群馬	紀伊國屋書店　前橋店	5/31頃まで
群馬	群馬大学生協昭和店　購買書籍部	5/31頃まで
千葉	志学書店	5/31頃まで
千葉	丸善　津田沼店	5/31頃まで
神奈川	紀伊國屋書店　横浜店	5/20頃まで
神奈川	ジュンク堂書店　藤沢店	5/31頃まで
神奈川	丸善雄松堂　東海大学伊勢原売店	7/1頃まで
神奈川	有隣堂本店　医学書センター	5/31頃まで
神奈川	有隣堂医学書センター　北里大学病院店	6/30頃まで
神奈川	横浜市立大学生協　福浦店	5/31頃まで

＜東京＞

東京	医学堂書店	6/15頃まで
東京	稲垣書店	6/30頃まで
東京	三省堂書店　神保町本店	5/31頃まで
東京	ジュンク堂書店　池袋本店	5/31頃まで
東京	ジュンク堂書店　吉祥寺店	5/31頃まで
東京	ジュンク堂書店　立川髙島屋店	4/15頃まで
東京	東京医科歯科大学生協　書籍購買部	5/31頃まで
東京	東京大学生協　本郷書籍部	5/31頃まで
東京	丸善　お茶の水店	6/30頃まで
東京	丸善　多摩センター店	5/31頃まで
東京	丸善　日本橋店	6/15頃まで
東京	丸善　丸の内本店	5/31頃まで
東京	MARUZEN＆ジュンク堂書店　渋谷店	5/31頃まで

| 東京 | 八重洲ブックセンター　本店 | 5/31頃まで |

＜甲信越・北陸＞

新潟	ジュンク堂書店　新潟店	5/30頃まで
新潟	西村書店	5/29頃まで
新潟	新潟大学生協　池原購買書籍店	5/31頃まで
富山	BOOKSなかだ　掛尾本店	5/31頃まで
石川	金沢大学生協　医学購買・書籍店	5/31頃まで
石川	前田書店	5/31頃まで
福井	勝木書店　福井大学医学部売店	5/30頃まで
長野	信州大学生協　松本購買書籍部	5/31頃まで

＜東海＞

岐阜	岐阜大学生協書籍部　医学部店	5/31頃まで
静岡	ガリバー　浜松店	6/30頃まで
愛知	三省堂書店　名古屋本店	5/30頃まで
愛知	名古屋市立大学生協書籍部　川澄店	5/31頃まで
愛知	名古屋大学生協書籍部　医学部店	5/31頃まで
愛知	丸善　名古屋本店	5/31頃まで
三重	三重大学生協　第二購買書籍店	5/31頃まで

＜関西＞

滋賀	大垣書店　フォレオ大津一里山店	5/31頃まで
滋賀	喜久屋書店　草津店	5/20頃まで
京都	大垣書店　イオンモールKYOTO店	6/15頃まで
京都	京都大学生協　南部SHOP	5/31頃まで
京都	京都府立医科大学生協　医学部店	5/31頃まで
京都	神陵文庫　京都営業所	6/30頃まで
京都	丸善　京都本店	5/31頃まで
大阪	紀伊國屋書店　梅田本店	5/31頃まで
大阪	紀伊國屋書店　近畿大学医学部ブックセンター	7/31頃まで
大阪	紀伊國屋書店　グランフロント大阪店	5/31頃まで
大阪	ジュンク堂書店　あべのハルカス店	6/15頃まで
大阪	ジュンク堂書店　大阪本店	5/31頃まで
大阪	神陵文庫　大阪支店	5/31頃まで
大阪	神陵文庫　大阪医科大学店	5/31頃まで
大阪	神陵文庫　大阪大学医学部病院店	5/31頃まで
大阪	神陵文庫　和歌山営業所	5/31頃まで
大阪	MARUZEN＆ジュンク堂書店　梅田店	5/15頃まで
兵庫	ジュンク堂書店　三宮店	5/15頃まで
兵庫	神陵文庫　本社	5/31頃まで
和歌山	TSUTAYA　WAYガーデンパーク和歌山店	5/15頃まで

| 和歌山 | 和歌山県立医科大学生協
紀三井寺キャンパス店 | 5/31頃まで |

＜中国＞

島根	島根井上書店	5/31頃まで
鳥取	鳥取大学生協　医学部ショップ	5/31頃まで
岡山	喜久屋書店　倉敷店	6/30頃まで
岡山	紀伊國屋書店　クレド岡山店	5/15頃まで
岡山	神陵文庫　岡山営業所	5/31頃まで
岡山	丸善　岡山シンフォニービル店	5/31頃まで
広島	井上書店	5/31頃まで
広島	神陵文庫　広島営業所	5/31頃まで
広島	広島大学生協　霞コープショップ	5/31頃まで
山口	井上書店	5/31頃まで
山口	山口大学生協　医心館ショップ	5/31頃まで

＜四国＞

徳島	紀伊國屋書店　徳島店	5/31頃まで
徳島	久米書店	5/31頃まで
徳島	徳島大学生協　蔵本店	5/31頃まで
香川	宮脇書店　香川大学医学部店	5/31頃まで
愛媛	ジュンク堂書店　松山店	5/31頃まで
高知	金高堂書店	5/31頃まで
高知	金高堂　医学部店	5/15頃まで

＜九州・沖縄＞

福岡	喜久屋書店　小倉店	5/31頃まで
福岡	九州神陵文庫　本社	5/20頃まで
福岡	九州神陵文庫　久留米大学店	5/20頃まで
福岡	九州神陵文庫　福岡大学医学部店	5/20頃まで
福岡	ジュンク堂書店　福岡店	5/31頃まで
福岡	ブックセンタークエスト　小倉本店	5/15頃まで
佐賀	紀伊國屋書店　佐賀大学医学部ブックセンター	6/30頃まで
長崎	紀伊國屋書店　長崎店	5/31頃まで
長崎	長崎大学生協　医学部店	5/31頃まで
熊本	九州神陵文庫　熊本大学病院店	5/20頃まで
熊本	蔦屋書店　熊本三年坂店	5/31頃まで
大分	紀伊國屋書店　アミュプラザおおいた店	5/31頃まで
宮崎	未来屋書店　宮崎店	5/17頃まで
鹿児島	紀伊國屋書店　鹿児島店	6/20頃まで
鹿児島	ジュンク堂書店　鹿児島店	5/15頃まで
鹿児島	ブックスミスミ　オプシア店	5/31頃まで
沖縄	ジュンク堂書店　那覇店	5/31頃まで

（2020年4月9日現在）

※お問い合わせは各書店までお願い申し上げます．
※書店名は地域・五十音順で表示しております．

レジデントノートホームページでは，研修医・指導医の方にオススメの書籍をご紹介しております．
また，日々の診療に役立つコンテンツも多数掲載しております．ぜひご活用ください！

www.yodosha.co.jp/rnote/

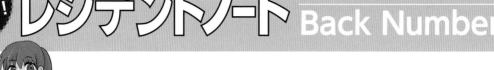

プライマリケアと救急を中心とした総合誌

レジデントノート

定価（本体2,000円＋税）

Back Number

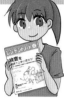

お買い忘れの号はありませんか？
すべての号がお役に立ちます！

2020年5月号（Vol.22 No.3）

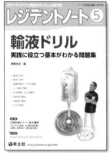

輸液ドリル
実践に役立つ基本がわかる問題集

編集／西﨑祐史

2020年4月号（Vol.22 No.1）

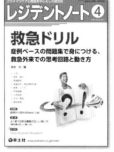

救急ドリル
症例ベースの問題集で身につける、
救急外来での思考回路と動き方

編集／坂本　壮

2020年3月号（Vol.21 No.18）

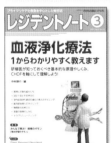

血液浄化療法
1からわかりやすく
教えます
研修医が知っておくべき
基本的な原理やしくみ、
CHDFを軸にして理解しよう！

編集／中村謙介

2020年2月号（Vol.21 No.16）

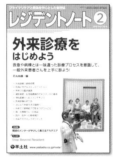

外来診療を
はじめよう
救急や病棟とは一味違った
診療プロセスを意識して、
一般外来患者さんを上手に診よう！

編集／石丸裕康

2020年1月号（Vol.21 No.15）

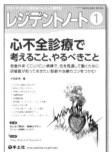

心不全診療で
考えること、
やるべきこと
救急外来・CCU/ICU・病棟で、
先を見通して動くために
研修医が知っておきたい
診断や治療のコツをつかむ！

編集／木田圭亮

2019年12月号（Vol.21 No.13）

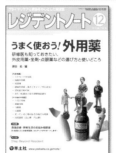

うまく使おう！
外用薬
研修医も知っておきたい、
外皮用薬・坐剤・点眼薬などの
選び方と使いどころ

編集／原田　拓

2019年11月号 (Vol.21 No.12)

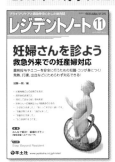

妊婦さんを診よう
救急外来での
妊産婦対応

薬剤投与やエコーを安全に行うための
知識・コツが身につく！
発熱、打撲、出血などに
ためらわず対応できる！

編集／加藤一朗

2019年10月号 (Vol.21 No.10)

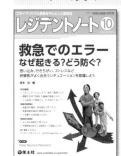

救急でのエラー
なぜ起きる？
どう防ぐ？

思い込み、行きちがい、ストレスなど
研修医がよく出合うシチュエーション
を認識しよう

編集／坂本　壮

2019年9月号 (Vol.21 No.9)

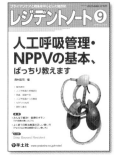

人工呼吸管理・
NPPVの基本、
ばっちり教えます

編集／西村匡司

2019年8月号 (Vol.21 No.7)

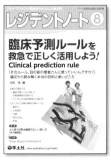

臨床予測ルールを
救急で正しく
活用しよう！
Clinical prediction rule

「そのルール、目の前の患者さんに
使っていいんですか？」
論文から読み解く本当の目的と
使いどころ

編集／白石　淳

2019年7月号 (Vol.21 No.6)

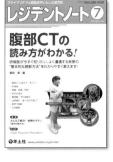

腹部CTの
読み方がわかる！

研修医が今すぐ知りたい、よく遭遇
する疾患の"基本的な読影方法"を
わかりやすく教えます！

編集／藪田　実

2019年6月号 (Vol.21 No.4)

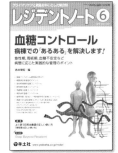

血糖コントロール
病棟での「あるある」
を解決します！

急性期，周術期，血糖不安定など
病態に応じた実践的な管理のポイント

編集／赤井靖宏

以前の号はレジデントノートHPにてご覧ください ▶ www.yodosha.co.jp/rnote/

バックナンバーのご購入は，今すぐ！

● お近くの書店で：レジデントノート取扱書店
　（小社ホームページをご覧ください）

● ホームページから
　www.yodosha.co.jp/

● 小社へ直接お申し込み
　TEL　03-5282-1211（営業）
　FAX　03-5282-1212

※ 年間定期購読もおすすめです！

レジデントノート 電子版 バックナンバー

現在市販されていない号を含む，
レジデントノート月刊 既刊誌の
創刊号〜2015年度発行号までを，
電子版（PDF）にて取り揃えております．

・購入後すぐに閲覧可能　・Windows/Macintosh/iOS/Android対応

詳細はレジデントノートHPにてご覧ください

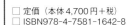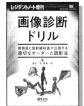
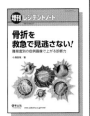
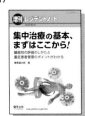
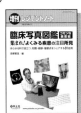
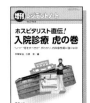
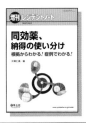
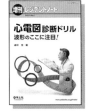
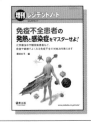
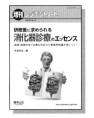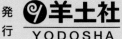

レジデントノート

次号 7 月号 予告
（Vol.22 No.6）2020 年 7 月 1 日発行

特 集

中心静脈カテーテル留置・管理のコツ（仮題）

編集／**野村岳志，佐藤暢夫**（東京女子医科大学病院 集中治療科）

中心静脈カテーテルの挿入や管理について，すでに基本的な事項を勉強されている方は多くいらっしゃるかと存じます．さて，皆さんは自信をもってこれらの手技ができますか？ 大きなリスクが伴う中心静脈カテーテルを適切に行うには，適応があるか，代替案はないかなどを検討・判断する能力までも求められます．そこで7月号では，適応の判断から，実際に経験しないとわからない穿刺・留置・管理のコツまでをより実践的にご解説いただきます．

1) 中心静脈カテーテル留置の適応
（末梢挿入型中心静脈カテーテルも含めて）················ 佐藤暢夫
2) 中心静脈穿刺の合併症と対応···························· 古谷健太
3) 超音波ガイド下中心静脈穿刺はリアルタイム法が本当に必要か？
·· 浅尾高行
4) 中心静脈穿刺困難症例での安全なカテーテル挿入のコツと
ピットフォール······································· 松村洋輔
5) 安全な中心静脈カテーテル留置管理とは？ 合併症を防ぐコツ ····· 二階哲朗
6) 中心静脈カテーテル抜去時の合併症と対応··················· 柴田純平
7) PICカテーテル留置のコツとピットフォール，留置管理の合併症は？
··· 松橋詩織，山本雅人
8) カテーテルの種類，メーカーごとの特徴，手技の違い ········· 出井真史
9) 認定医制度における課題 ······························· 下出典子

連 載

● **よく使う日常治療薬の正しい使い方**
「C型肝炎治療薬の正しい使い方」
··········· 木村昌倫，木村公則（東京都立駒込病院 肝臓内科）

その他

★ドリル祭り2020　開催中★

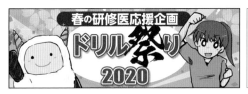

レジデントノート「ドリル」企画の連続刊行を記念し，羊土社HP上で既刊・新刊のドリルを厳選して出題します．ぜひ挑戦してみてください．問題は随時追加予定！

◆ 編集部より ◆

　2020年春の「ドリル」企画の最後を飾るのは"コンサルテーション"です．コンサルテーションをしない方はいないと存じますが，その方法を改めて学ぶ機会は意外と少ないと伺います．今回のドリル特集での誌上体験が，コンサルテーションする側・受ける側，その間にいる患者さんの三者全員が幸せになれるコンサルテーションの助けとなれば幸いです．

　また，新連載「画像診断ワンポイントレッスンPart3」もはじまりました．2010〜2011年，2013〜2015年の2期にわたって連載し，単行本にもなった人気シリーズの第3弾です．こちらもご期待ください！ (清水)

レジデントノート

Vol. 22 No. 4 2020〔通巻296号〕
2020年6月1日発行 第22巻 第4号
ISBN978-4-7581-1644-2

定価 本体2,000円＋税（送料実費別途）

年間購読料
　24,000円＋税（通常号12冊，送料弊社負担）
　52,200円＋税（通常号12冊，増刊6冊，送料弊社負担）
　※海外からのご購読は送料実費となります
　※価格は改定される場合があります

郵便振替 00130-3-38674

© YODOSHA CO., LTD. 2020
Printed in Japan

発行人	一戸裕子
編集人	久本容子
副編集人	保坂早苗
編集スタッフ	田中桃子，遠藤圭介，清水智子 伊藤 駿，西條早絢
広告営業・販売	松本崇敬，中村恭平，加藤 愛
発行所	株式会社 羊土社 〒101-0052 東京都千代田区神田小川町2-5-1 TEL 03(5282)1211／FAX 03(5282)1212 E-mail eigyo@yodosha.co.jp URL www.yodosha.co.jp/
印刷所	三報社印刷株式会社
広告申込	羊土社営業部までお問い合わせ下さい．

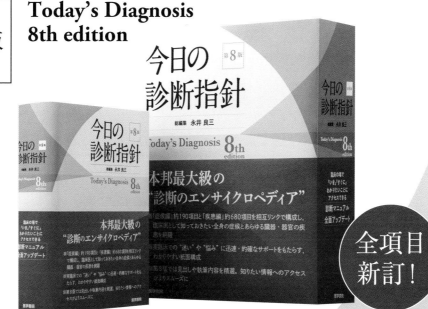

日常業務とICTラウンドに活かせる

千葉大学病院
病院感染予防対策
パーフェクト・マニュアル 改訂第2版

千葉大学医学部附属病院感染制御部　部長
猪狩　英俊　編集代表

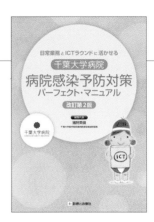

□ B5判　144頁
定価（本体2,800円＋税）
ISBN978-4-7878-2434-9

千葉大学病院内で実際に使用されている病院感染予防対策マニュアルの内容をすべて盛り込み再編集された改訂第2版．最新情報にアップデートしさらに現場で役立つ内容に！標準予防策，感染経路別予防策，病原体別対応，処置やケア，抗菌薬適正使用から医療器具・機器の取り扱いまで網羅し，かつ各項を簡潔にまとめ，ICTスタッフが実際にマニュアル作成する際にも活用いただけるなど，医療現場で幅広く役立つ1冊となっています．

■目次

A 標準予防策
　1 標準予防策とは
　2 手指衛生
　3 個人防護具（PPE）
　・職業感染防止のためのPPEの使用基準
　・手袋
　・サージカルマスク
　・N95マスク
　・エプロン，ガウン
　・フェイスシールド，アイシールド
　・キャップ，シューズカバー
　4 洗浄・消毒・滅菌
　・機器・器材の処理方法
　・滅菌物の管理
　5 病院環境整備
　・リネン類の管理
　・使用済みリネン類の分別・回収方法
　・ベッド，マットレス，車いす，ストレッチャーの衛生管理
　・空調管理
　6 呼吸器衛生／咳エチケット
　7 災害発生時の感染管理
B 職業感染対策
　1 針刺し・切創，皮膚・粘膜曝露直後の対応
　2 針刺し・切創，皮膚・粘膜曝露の予防と対策
　3 リキャップ禁止と安全器具の使用
　4 職員の抗体検査と予防接種
C 感染経路別予防策
　1 感染経路別予防策とは
　2 接触感染予防策
　3 飛沫感染予防策
　4 空気感染予防策

D 病原体別対応
　1 流行性角結膜炎
　2 インフルエンザ
　・入院患者のインフルエンザ発生時の対応
　・職員のインフルエンザ発生時の対応
　3 水痘・帯状疱疹
　4 麻疹
　5 風疹
　6 流行性耳下腺炎（ムンプス）
　7 ウイルス性胃腸炎
　8 RSウイルス感染症
　9 腸管出血性大腸菌感染症
　10 結核
　・結核（疑い含む）発生時の対応
　11 疥癬
　12 クロストリディオイデス・ディフィシル（CD）関連下痢症
　13 クロイツフェルト・ヤコブ病（CJD）
　14 メチシリン耐性黄色ブドウ球菌（MRSA）感染症
　15 基質特異性拡張型βラクタマーゼ（ESBL）産生菌感染症
　16 カルバペネム耐性腸内細菌科細菌（CRE）感染症
　17 多剤耐性緑膿菌（MDRP）感染症
　18 多剤耐性アシネトバクター（MDRAB）感染症
　19 バンコマイシン耐性腸球菌（VRE）感染症
E 感染症患者発生報告
　1 法的届出の方法と連絡体制
　2 感染症法対象疾患と届出（結核を含む）
　3 学校保健安全法
　4 食中毒発生時の報告・連絡体制
　・病院食提供による食中毒（疑いを含む）が発生した場合
　・職員間での食中毒（疑いを含む）が発生した場合
F アウトブレイク

　1 アウトブレイク時の対応
　2 アウトブレイク時の周知手順
G 検体の取り扱い
　1 細菌検体採取方法と検体の取り扱い方
　2 検体別採取方法
H 処置・ケア関連
　1 血液培養採取時の注意点
　2 血流感染（BSI）予防
　・中心静脈カテーテル管理
　・末梢静脈カテーテル管理
　・注射薬調製時の管理
　3 尿路感染（UTI）予防
　・尿道カテーテル管理
　4 人工呼吸器関連肺炎（VAP）予防
　5 口腔ケア
　6 手術部位感染（SSI）防止
　・手術部位感染管理
　7 予防接種（ワクチン）接種前後の手術可能期間
　8 ドレナージ感染予防
　・閉鎖式ドレーン管理
　9 嘔吐物処理時の感染対策
　10 軟性内視鏡に関する感染対策
　11 ICU／CCUの感染対策
　12 NICU／GCUの感染対策
I 抗菌薬適正使用
　1 抗菌薬適正使用とは
　2 抗菌薬の許可制と届出制
　3 抗菌薬投与指針
J 廃棄物取り扱い
　1 感染性廃棄物

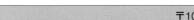

診断と治療社
since 1914

〒100-0014　東京都千代田区永田町2-14-2山王グランドビル4F
電話 03（3580）2770　FAX 03（3580）2776
http://www.shindan.co.jp/
E-mail:eigyobu@shindan.co.jp

（20.02）

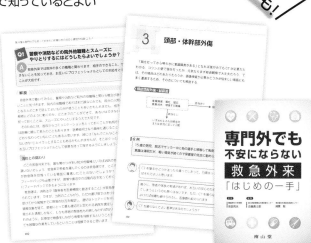

レジデントノート 6月号
掲載広告 INDEX

■ 企業

（株）油井コンサルティング ………… 表2

エーザイ（株）…………………… 表3

第一三共（株）…………………… 表4

カシオ計算機（株）…………… 633

メディカル・サイエンス・インターナショナル
……………………………………… 788

医学書院………………………………… 後付1

診断と治療社…………………………… 後付2

南山堂…………………………………… 後付3

■ 病院

神戸徳洲会病院……………………… 624

宇治徳洲会病院……………………… 626

野崎徳洲会病院附属研究所…………… 636